Albert Kikonzi

Zoonoses e saúde pública

Albert Kikonzi

Zoonoses e saúde pública

Abordagens de prevenção e controlo

ScienciaScripts

Imprint

Cover image: www.ingimage.com

This book is a translation from the original published under ISBN 978-620-6-72849-8.

Publisher:
Sciencia Scripts
is a trademark of
Dodo Books Indian Ocean Ltd. and OmniScriptum S.R.L publishing group

120 High Road, East Finchley, London, N2 9ED, United Kingdom
Str. Armeneasca 28/1, office 1, Chisinau MD-2012, Republic of Moldova, Europe
Printed at: see last page
ISBN: 978-620-8-34778-9

Prefácio

Num mundo cada vez mais interligado, as zoonoses - doenças transmissíveis entre animais e seres humanos - representam um importante desafio para a saúde pública. O aumento do comércio internacional, a crescente urbanização e as alterações climáticas criaram um terreno fértil para o aparecimento e reaparecimento destas infecções. Este livro, que tem como objetivo explorar o vasto campo das zoonoses, pretende ser um recurso valioso para profissionais de saúde, investigadores e público em geral.

As zoonoses não são apenas doenças exóticas; afectam milhões de pessoas em todo o mundo. Desde infecções bem conhecidas, como a raiva, a varíola M, a covid-19, a tuberculose e a leptospirose, até patologias menos conhecidas, como a esquistossomose e a filariose, o seu impacto na saúde humana é considerável. A compreensão dos mecanismos de transmissão, dos factores de risco e das estratégias de prevenção é essencial para combater eficazmente estas doenças.

Este livro está dividido em vários capítulos, cada um dedicado a uma zoonose específica, ao mesmo tempo que incorpora perspectivas sobre a saúde global. Serão analisadas as questões éticas, económicas e ambientais associadas a estas infecções, bem como as abordagens multidisciplinares necessárias para as combater. Os estudos de caso ilustrarão os desafios enfrentados em diferentes regiões do mundo, destacando os esforços que estão a ser feitos para controlar e prevenir as zoonoses. Esperamos que este livro inspire não só os profissionais do sector, mas também os decisores, os estudantes e todos os que se preocupam com a saúde humana e animal. Em última análise, a luta contra as zoonoses requer uma cooperação estreita entre disciplinas, nações e comunidades.

Esperamos que este livro ajude a aumentar a consciencialização, a fornecer informações e a mobilizar os esforços necessários para resolver este problema de saúde pública de importância crucial.

Professor LUTONADJO

Dedicação

Aos meus pais,
pelo seu apoio inabalável e amor incondicional,
que me ensinaram a importância da curiosidade e da compaixão.

Aos meus mentores, pelos seus sábios conselhos e inspiração,
que guiaram o meu caminho na busca do conhecimento.

A todos os profissionais de saúde e investigadores cuja dedicação e paixão fazem a diferença todos os dias e que trabalham incansavelmente para um mundo mais saudável.

Ao meu querido Maguy, aos meus filhos que amo muito: Princesse KIKONZI e Gradie KIKONZI.

Aos meus irmãos mais velhos que amo muito, Abbé KIKONZI, CT willy KIKONZI MATINA e à minha única irmã Godélive KIKONZI.

Ao Papa Pasteur **MABAYA Jean-Pierre** e a toda a sua família,

A todos os meus sobrinhos e sobrinhas, Borel KIBALA, Jeancy KIBALA, Bénédicte KIBALA, Jackson KIBALA e Sarah KIBALA, Jeancy KIKONZI, Christopher KIKONZI, Mbo e Mpia KIKONZI, Winnette e Judelle KIKONZI.

Aos meus tios, Matthieu NDUKUTE, Bizen NDUKUTE, Siros BATETE

Aos meus irmãos e amigos Joël KASUKASU, Delphin MUSESE, Marcel LUBALA, Ali KISUPA, Emmanuel NYOGA, Maître Urbain KAMWANGA, assistente Hugues DIOSI, IKUMA Patrick e outros.

Ao meu velho amigo CT Martin NYOGA e à sua mulher, a Sra. CT J'acquis.

A toda a família científica do ISP MUKEDI

A todos os que trabalham em prol de um mundo mais saudável, que este livro seja uma fonte de inspiração e de empenhamento à medida que trabalhamos em conjunto para enfrentar os desafios da saúde pública.

Por último, a todos os que são afectados pelas zoonoses, na esperança de que este livro ajude a sensibilizar e a encontrar soluções.

Dedico este livro

Dr. Albert KIKONZI GESTOR DE PROJECTOS

Agradecimentos

Gostaria de expressar a minha profunda gratidão a todos aqueles que contribuíram para a produção deste livro.

Em primeiro lugar, um enorme obrigado aos meus pais, cujo apoio e encorajamento constantes me permitiram perseguir os meus sonhos e concretizar este projeto. A sua fé em mim tem sido uma fonte inestimável de motivação.

Gostaria também de agradecer aos meus mentores e colegas, cujos conselhos e conhecimentos foram inestimáveis ao longo da minha investigação. Partilharam generosamente os vossos conhecimentos e a vossa paixão pela investigação e pela saúde pública foi uma fonte de inspiração. Muito obrigado a todos vós.

Um agradecimento especial ao Diretor-Geral do MUKEDI PSI, Professor **Albert GAPINGA**, ao Secretário-Geral **CT KAFUTI, ao** pessoal científico do MUKEDI PSI e à equipa de investigação que colaborou comigo, contribuindo com ideias inovadoras e perspectivas enriquecedoras. O vosso trabalho árduo e dedicação contribuíram grandemente para a qualidade deste livro.

Gostaria também de agradecer aos profissionais de saúde e aos investigadores que, através dos seus esforços diários, enfrentam os desafios das zoonoses. O vosso empenho no bem-estar das comunidades é admirável e essencial.

Por último, agradeço aos meus amigos, irmãos e anciãos, Fabrice NDUKU, Etienne KITOKO, CT André ILUNGA, Daniel MIKULU, Julien Mbwamulungu, Dr. Felix MATIALA, Assistente LUBALA Marcel, Jean Paul KASANJI, Assistente Jean-Claude MUNZUMBU, **Abade KIVUDI**, Abade Jean-Remy yamvwa, CT LUNGOY, CT Caroline SANDUKU pelo seu apoio incondicional e por acreditarem em mim, mesmo nos momentos de dúvida.

Dedico este trabalho a todos vós, na esperança de que ele possa sensibilizar e fornecer soluções para as questões de saúde pública que nos preocupam a todos.

CT. Dr. Albert KIKONZI

Introdução

As zoonoses são doenças infecciosas transmissíveis dos animais para os seres humanos e representam um grande desafio para a saúde pública mundial. Com o aumento da população humana, a urbanização crescente e as alterações climáticas, as interações entre humanos e animais multiplicam-se, favorecendo o aparecimento e a propagação destas doenças. Historicamente, as zoonoses têm desempenhado um papel significativo na evolução das sociedades humanas, influenciando acontecimentos como epidemias devastadoras e mudanças nas práticas agrícolas.

A compreensão das zoonoses é essencial não só para a proteção da saúde humana, mas também para a preservação da saúde animal e do ambiente. As zoonoses representam uma ligação complexa entre a saúde animal, a saúde humana e o ecossistema no seu conjunto, ilustrando o conceito de "Uma só saúde". Este princípio sublinha a interdependência dos sistemas de saúde animal, humana e ambiental e destaca a necessidade de abordagens de colaboração para combater estas doenças.[1]

O objetivo deste livro é explorar os vários aspectos de saúde pública das zoonoses. Abrangerá as principais zoonoses, o seu impacto na saúde humana e animal e as abordagens de prevenção e controlo. Ao examinar os desafios, as oportunidades e as inovações neste domínio, esperamos fornecer um recurso valioso para os profissionais de saúde, os decisores políticos e todos os interessados na saúde pública e na gestão dos riscos para a saúde.

Através de uma análise aprofundada das zoonoses, este livro pretende sensibilizar para a importância de uma resposta integrada e proactiva, garantindo uma melhor proteção contra as ameaças que estas doenças representam para a nossa saúde colectiva.[2]

---

[1] Acha P.N., Szyfres B., 2005. *Zoonoses e doenças transmissíveis comuns ao homem e aos animais*, OIE.
[2] Artaud H. *et al.*, 2019. *Manifesto do Museu. Humanos e outros animais.* Relevos/MNHN, https://www.mnhn.fr/fr/explorez/actualites/ manifesto-museu-humanos-outros-animais.

Definições e importância das zoonoses

Definições

A palavra "**zoonose**" deriva das raízes gregas *ζῷον (zôon*, animal) e *νόσος* (*nosos*, doença). A possibilidade de certas doenças serem transmitidas dos animais para os seres humanos foi mencionada já na Antiguidade, nomeadamente no caso da raiva, mas só no século XIX é que surgiram os conceitos de micróbios, contágio, infeção e transmissão, pelo menos na sua aceção contemporânea, abrindo caminho à microbiologia e à epidemiologia.[3]

Foi o médico e investigador alemão **Rudolph Virchow** (1821-1902) que propôs o termo zoonose, depois de ter constatado a existência de ligações entre uma doença parasitária presente nos suínos e nos seres humanos, a triquinelose (ver pág. 92). Atualmente, uma zoonose (ou doença zoonótica) é definida como uma doença infecciosa ou parasitária cujos agentes microbianos ou parasitários são transmitidos naturalmente entre o homem e os animais.

As zoonoses são doenças infecciosas que podem ser transmitidas dos animais para os seres humanos e vice-versa. Esta transmissão pode ocorrer diretamente, através do contacto com animais infectados ou com os seus excrementos, ou indiretamente, através de vectores como os insectos, ou através do ambiente. As zoonoses podem ser causadas por vários agentes patogénicos, tais como :

- **Vírus**: como o vírus da raiva ou o vírus da gripe aviária.
- **Bactérias**: como a *Salmonella* ou *a Leptospira*.
- **Parasitas**: como os protozoários responsáveis pela toxoplasmose.[4]

---

[3] Barnouin J., Sache Y., 2010. *Doenças emergentes. Epidemiologia das plantas, dos animais e do homem*. Edições Qu..

[4] Blanc S., Boetsch G., Hossaert-McKey M., Renaud F., 2017. *Ecologia da Saúde*, https://www.cnrs.fr/fr/ecologie-de-la-sante-pour-unenouvelle- read-my-health.

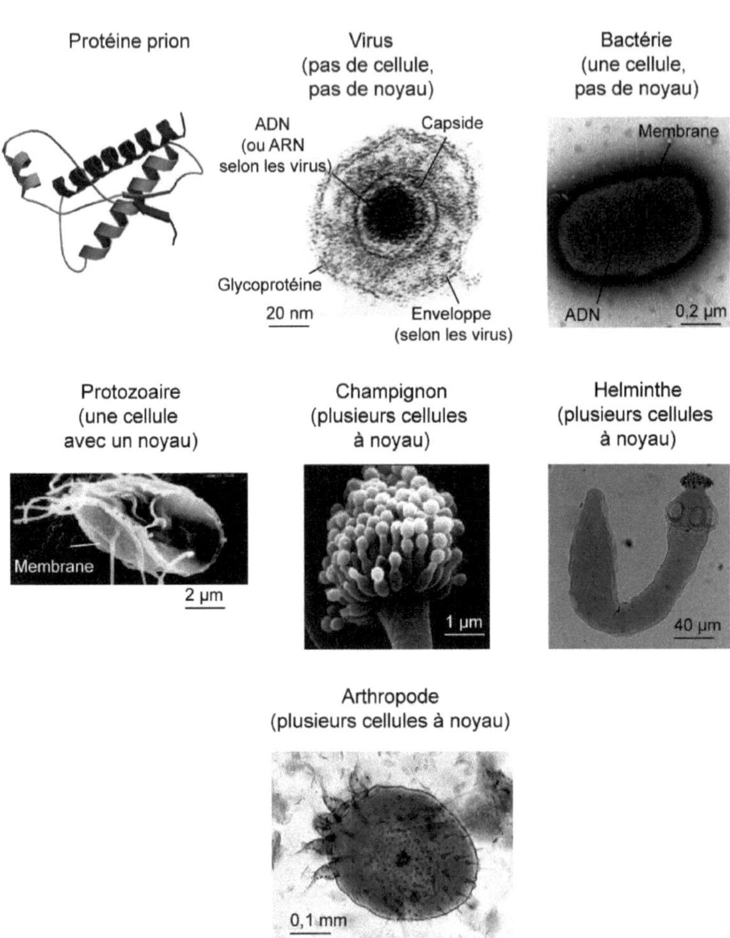

• Figura 1. Agentes de zoonoses.

O que é a saúde pública?

A saúde pública é um domínio multidisciplinar que se centra na proteção e melhoria da saúde das populações através de esforços organizados e colectivos. O seu objetivo é prevenir a doença, prolongar a vida e promover a saúde através da ação colectiva. Eis alguns pontos-chave para o ajudar a compreender melhor este conceito.[5]

[5] Duvallet G., Fontenille D., Robert V., 2017. *Entomologia médica e veterinária*. Edições IRD, Edições Qu..

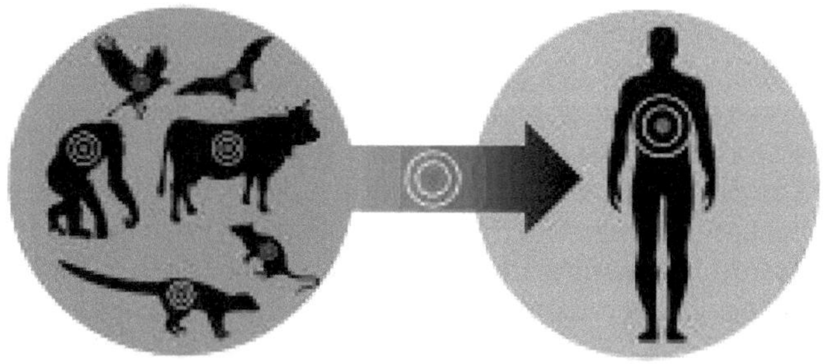

Chez les humains, les zoonoses représentent
60 % de **toutes les maladies infectieuses** et
75 % des maladies infectieuses **émergentes.**

Source : d'après le rapport Frontières 2016 du PNUE

Figura 2: Consultado na Internet em 30 de outubro de 2024 às 19:03

1. Definição e objectivos

- **Definição**: A saúde pública engloba todas as actividades e políticas aplicadas para proteger e melhorar a saúde das populações. Inclui a vigilância das doenças, a promoção da saúde, a prevenção das doenças e a gestão das crises sanitárias.
- **Objectivos**: Os principais objectivos da saúde pública são :
  - Prevenir doenças e lesões.
  - Promoção de estilos de vida saudáveis.
  - Melhorar o acesso aos cuidados de saúde.
  - Reação às crises sanitárias.[6]

2. Domínios de intervenção

A saúde pública abrange uma série de domínios, incluindo :

- **Epidemiologia**: Estudo da distribuição e dos factores determinantes das doenças nas populações.

---

[6] Guegan J.-F., Choisy M., 2008. *Introdução à epidemiologia integrativa das doenças infecciosas e parasitárias*. De Boeck Superieur.

- **Promoção da saúde**: Iniciativas destinadas a incentivar comportamentos saudáveis e a melhorar as condições de vida.
- **Prevenção de doenças** : Programas de vacinação, rastreio e sensibilização para os riscos para a saúde.
- **Saúde ambiental**: Proteção da saúde humana através da gestão do ambiente, incluindo a qualidade do ar e da água.
- **Saúde comunitária**: Iniciativas destinadas a melhorar a saúde das comunidades através de intervenções específicas.[7]

3. Métodos e estratégias

- **Vigilância e investigação**: Recolha de dados sobre a saúde das populações para identificar problemas de saúde e avaliar a eficácia das intervenções.
- **Políticas de saúde**: Elaboração de leis e regulamentos para proteger a saúde pública (por exemplo, proibição de fumar em locais públicos).
- **Educação e sensibilização**: Programas de informação para sensibilizar o público para questões de saúde como a nutrição e a prevenção de doenças.
- **Intervenções comunitárias**: projectos e programas realizados a nível local para satisfazer as necessidades específicas das comunidades locais.

4. Importância da saúde pública

- **Prevenção de doenças** : A saúde pública é essencial para prevenir epidemias e doenças crónicas, contribuindo assim para a longevidade e a qualidade de vida.
- **Equidade na saúde**: visa reduzir as desigualdades na saúde através da abordagem dos determinantes sociais da saúde.[8]
- **Gestão de crises**: Em tempos de crise sanitária, como uma pandemia, a saúde pública desempenha um papel crucial na coordenação das respostas e na proteção das populações.

A saúde pública é um domínio vital que procura melhorar a saúde das populações através de acções coordenadas e baseadas em dados concretos. Ao abordar

---

[7] Leport C., Guegan J.-F., 2011. *Doenças infecciosas emergentes: ponto da situação e perspectivas*. La Documentation française, https://www. Vie publique.fr/rapport/31962-les-maladies-infectieuses-emergentesetat- de-la-situation et-perspecti.

[8]

os factores determinantes da saúde e promover comportamentos saudáveis, a saúde pública contribui para a criação de sociedades mais saudáveis e mais resistentes.

Importância das Zoonoses

1. **Saúde pública**: As zoonoses representam uma ameaça significativa para a saúde humana. Doenças como a gripe aviária, a raiva e a doença de Lyme têm um impacto considerável na morbilidade e mortalidade em todo o mundo. Compreender e controlar estas doenças é, por conseguinte, essencial para proteger a saúde pública.[9]
2. **Economia**: As zoonoses podem ter consequências económicas graves, afectando os sectores agrícola e pecuário. As epidemias podem resultar em perdas financeiras significativas devido à redução da produtividade animal, aos custos dos cuidados de saúde e às medidas de controlo necessárias para limitar a propagação da doença.
3. **Segurança alimentar**: As zoonoses podem contaminar a cadeia alimentar, pondo em risco a segurança alimentar. As infecções de origem alimentar, frequentemente causadas por agentes patogénicos zoonóticos, podem conduzir a epidemias de gastroenterite e outras doenças de origem alimentar.
4. **Ecossistemas**: As zoonoses são também um indicador da saúde dos ecossistemas. A desflorestação, a urbanização e as alterações climáticas estão a alterar os habitats naturais, aumentando as interações entre os seres humanos e os animais selvagens e facilitando a transmissão de doenças.
5. **Investigação e desenvolvimento**: O estudo das zoonoses estimula a investigação em vários domínios, como a microbiologia, a epidemiologia e a medicina veterinária. As descobertas neste domínio podem conduzir a inovações nas estratégias de diagnóstico, tratamento e prevenção.

Em resumo, temos de estar conscientes de que as zoonoses são um problema importante que afecta muitos aspectos da nossa sociedade. Compreendê-las e geri-las é crucial para promover a saúde humana, animal e ambiental,

---

[9] Relatório da Fundação para a Investigação sobre a Biodiversidade (FRB), 2020. *Mobilização da FRB pelos poderes públicos franceses sobre as ligações entre Covid-19 e biodiversidade*, https://www.fondationbiodiversite.fr/wp-content/uploads/2020/05/Mobilisation-FRBCovid- 19-15-05-2020-1.pdf.

e para assegurar um futuro mais saudável e sustentável para todos.[10]

Prevenção e controlo das zoonoses

A prevenção e o controlo das zoonoses requerem uma abordagem integrada que combine estratégias de saúde pública, de saúde animal e de proteção do ambiente. ²As principais medidas de prevenção e controlo das zoonoses são

1. Monitorização e deteção

- **Sistemas de vigilância**: Estabelecer sistemas de vigilância epidemiológica para detetar zoonoses em animais e seres humanos numa fase precoce. Isto inclui a recolha de dados sobre casos suspeitos e surtos epidémicos.
- **Relatórios e partilha de informações**: Incentivar a partilha de informações entre os sectores da saúde humana, animal e ambiental para uma resposta rápida.

2. Vacinação

- **Vacinação animal**: Desenvolver e promover programas de vacinação para animais domésticos (como cães e gatos) e animais de criação para reduzir o risco de transmissão aos seres humanos.[11]
- **Campanhas de sensibilização**: Informar os donos de animais de companhia sobre a importância da vacinação na proteção da saúde pública e animal.

3. Higiene e segurança alimentar

- **Práticas de higiene**: Promover práticas de higiene adequadas aquando da manipulação, preparação e consumo de alimentos de origem animal.
- **Controlo da cadeia alimentar**: Aplicação de regulamentação rigorosa sobre a produção, armazenamento

[10] Relatório do seminário da Plataforma Intergovernamental Científica e Política sobre Biodiversidade e Serviços Ecossistémicos (IPBES) sobre "Escaping the Era of Pandemics", 2020, https://ipbes.net/pandemics. Vittecoq M., Roche B., Prugnolle F., Renaud F., Thomas F., 2015. *Les maladies infectieuses*. De Boeck-Solal.

[11] Morand S., 2016. *A próxima praga. Uma história global das sociedades e das suas epidemias.* Edições Fayard.

e distribuição de alimentos para evitar a contaminação por agentes patogénicos zoonóticos.

4. Educação e sensibilização

- **Programas de educação**: Desenvolvimento de programas de educação para as comunidades sobre zoonoses, como são transmitidas e medidas preventivas.
- **Envolvimento da comunidade**: Envolver as comunidades em iniciativas de saúde pública, como campanhas de vacinação e dias de limpeza.

5. Gestão animal e ambiental

- **Controlo da população animal**: Estabelecer programas para gerir as populações animais, em especial os animais selvagens e os roedores, que podem ser reservatórios de zoonoses.
- **Proteção do ambiente**: Promover práticas agrícolas sustentáveis e políticas de conservação ambiental para reduzir os riscos de transmissão de zoonoses.[12]

6. Colaboração intersectorial

- **Abordagem "Uma Só Saúde"**: Adoção de uma abordagem "Uma Só Saúde" que integre os esforços dos sectores da saúde humana, animal e ambiental para uma resposta coordenada às zoonoses.
- **Parcerias**: Estabelecer parcerias entre governos, ONG, investigadores e comunidades para partilhar recursos e informações.[13]

7. Investigação e inovação

- **Investir na investigação**: Apoiar a investigação sobre agentes patogénicos zoonóticos, incluindo a sua transmissão, evolução e melhores práticas de prevenção.
- **Desenvolvimento de novas ferramentas**: Incentivar o desenvolvimento de novas tecnologias para o diagnóstico rápido, a vacinação e o tratamento de zoonoses.
-
  - **Quem é afetado?**

---

[12] Morand S., 2020. *O homem, a vida selvagem e a peste.* Edições Fayard.

[13] Morand S., Figuie M., 2016. *Emergência de doenças infecciosas. Risques et enjeux de société.* Editions Qu..

Nas autoridades locais, as actividades profissionais relacionadas com as zoonoses são muito diversas, por exemplo:

- Trabalhos ambientais, tais como recolha e tratamento de águas residuais, recolha e tratamento de resíduos, manutenção de pontos de entrega voluntária ou de centros de recolha de resíduos, controlo de roedores, manutenção das margens de rios e canais, etc;
- Empregos no sector florestal, como lenhador ou guarda florestal;
- Actividades que impliquem o contacto com animais, a apreensão ou a captura de animais vadios
- Recolha de animais mortos e sua transformação;
- Taxidermia...
- Outras profissões também podem ser afectadas, especialmente quando os empregados trabalham em áreas de alto risco ou em locais de alto risco. Por exemplo, um eletricista que trabalhe num espaço de rastejamento infetado com roedores.[14]

A prevenção e o controlo das zoonoses requerem uma abordagem integrada e colaborativa. Ao reforçar a vigilância, melhorar as práticas de higiene, educar as comunidades e adotar uma abordagem "Uma Só Saúde", é possível reduzir eficazmente o risco de zoonoses e proteger a saúde pública. A cooperação entre sectores é essencial para criar sistemas de saúde resistentes e com capacidade de resposta face às ameaças zoonóticas.[15]

Objectivos do projeto

Este livro pretende atingir vários objectivos-chave para melhor compreender e abordar a questão das zoonoses no contexto da saúde pública:

1. **Educar e sensibilizar**: Proporcionar uma compreensão aprofundada das zoonoses, incluindo a sua definição, classificação e impacto na saúde humana e animal. O livro tem como objetivo sensibilizar o público, os

[14] Morand S., Lajaunie C., 2018. *Biodiversidade e saúde. As ligações entre os organismos vivos, os ecossistemas e as sociedades.* ISTE/Elsevier.

[15] Morand S., Moutou F., Richomme C., 2014. *Faune sauvage, biodiversité et santé, quels défis?* Editions Qu..

decisores e os profissionais de saúde para a importância desta questão.

2. **Analisar questões de saúde pública**: destacar os desafios de saúde pública colocados pelas zoonoses, incluindo epidemias passadas e as suas consequências, a fim de preparar melhor os sistemas de saúde para lidar com estas ameaças.
3. **Exploração dos factores de risco**: Identificar e examinar os factores ambientais, sociais e comportamentais que contribuem para o aparecimento e a propagação de zoonoses. Isto inclui as interações entre os seres humanos, os animais e o seu ambiente.
4. **Apresentar estratégias de prevenção e controlo**: Propor abordagens baseadas em provas para a prevenção e controlo de zoonoses. Isto inclui recomendações sobre vacinação, higiene, vigilância e gestão de riscos.
5. **Promover a abordagem "Uma Só Saúde"**: realçar a importância da colaboração interdisciplinar entre os sectores da saúde humana, animal e ambiental. O livro incentivará uma visão integrada, essencial para uma resposta eficaz às zoonoses.
6. **Fornecer estudos de casos**: ilustrar conceitos teóricos com exemplos concretos de surtos de doenças zoonóticas, destacando as lições aprendidas e as melhores práticas na gestão da saúde pública.
7. **Incentivo à investigação e à inovação**: Estimular o interesse pela investigação sobre as zoonoses e a sua gestão, promovendo inovações tecnológicas e metodológicas susceptíveis de melhorar a deteção, a prevenção e o tratamento destas doenças.
8. **Avaliar as perspectivas futuras**: Analisar as tendências emergentes em matéria de zoonoses e debater as implicações futuras para a saúde pública, tendo em conta as alterações ambientais, sociais e económicas.

Em suma, este livro pretende ser um recurso valioso para investigadores, profissionais de saúde, decisores e todos os envolvidos na luta contra as zoonoses, promovendo a compreensão e a ação colectiva face a esta questão complexa e multidimensional.

Zoonoses actuais e contexto de saúde pública

Emergência e reemergência de zoonoses

Nas últimas décadas, temos assistido a um aumento significativo de zoonoses emergentes e reemergentes. Doenças como o vírus Ébola, o vírus Zika e, mais recentemente, o SARS-CoV-2, demonstraram como as zoonoses podem atravessar a barreira das espécies e causar pandemias globais. Esta tendência é exacerbada pela intensificação das actividades humanas, como a rápida urbanização, a desflorestação e as alterações climáticas, que estão a alterar os habitats naturais dos animais e a aumentar as interações homem-animal.[16]

Impacto das alterações climáticas

As alterações climáticas desempenham um papel crucial na dinâmica das zoonoses. As alterações da temperatura, da precipitação e dos ecossistemas podem favorecer a propagação de certas doenças. Por exemplo, vectores como os mosquitos, que transmitem doenças como a malária e a dengue, podem alargar a sua área geográfica em resultado do aquecimento global. Além disso, os fenómenos climáticos extremos, como as inundações e as secas, podem perturbar os sistemas de saúde e aumentar o risco de transmissão de zoonoses.

Globalização e mobilidade

A globalização facilitou a mobilidade de pessoas e bens, aumentando o risco de propagação rápida de zoonoses. O transporte internacional de animais e produtos alimentares, combinado com viagens frequentes, significa que os agentes patogénicos podem propagar-se de uma região para outra em tempo recorde. A recente pandemia de COVID-19 pôs em evidência esta vulnerabilidade, sublinhando a necessidade de uma maior vigilância e cooperação internacional no domínio da saúde pública.[17]

Saúde pública e sistemas de saúde

---

[16] Moutou F., 2020. *Epidemias, animais e pessoas.* Edições Le Pommier.

[17] Organização Mundial da Saúde (OMS). OMS | Zoonoses e o ambiente [Internet]. OMS. Organização Mundial de Saúde; 2020 [cited26 Apr2020]. Disponível em: https://www.who.int/foodsafety/areas_work/zoonose/fr/

Os sistemas de saúde pública enfrentam desafios crescentes na deteção, monitorização e controlo das zoonoses. A necessidade de uma abordagem integrada, que ligue os sectores da saúde humana, animal e ambiental, é mais premente do que nunca. As iniciativas "Uma Só Saúde" são essenciais para melhorar a colaboração entre as diferentes disciplinas e assegurar uma resposta coordenada às ameaças para a saúde.

Sensibilização e educação

A sensibilização e a educação do público para as zoonoses são cruciais para evitar a sua propagação. O comportamento humano, como comer animais selvagens ou não respeitar as medidas de higiene, pode exacerbar o risco de transmissão. Os programas educativos e as campanhas de sensibilização são, por conseguinte, essenciais para incentivar práticas mais seguras.

O atual contexto das zoonoses e da saúde pública é marcado por uma convergência de factores complexos e interligados que exigem uma atenção urgente e uma ação colectiva. Para responder a estes desafios, é imperativo adotar abordagens integradas e reforçar a colaboração entre os sectores da saúde, do ambiente e da agricultura, a fim de proteger a saúde das populações humanas e animais num mundo em constante evolução.

Factos essenciais

- Uma zoonose é uma doença ou infeção que é naturalmente transmissível dos animais vertebrados ao homem.
- Existem mais de 200 tipos conhecidos de zoonoses.
- As zoonoses são responsáveis por uma grande percentagem de doenças novas e existentes nos seres humanos.
- Algumas zoonoses, como a raiva, são completamente evitáveis por vacinação ou outros métodos.

Uma zoonose é uma doença infecciosa que foi transmitida dos animais para o homem. Os agentes patogénicos zoonóticos podem ser de origem bacteriana, viral ou parasitária, ou podem envolver agentes não convencionais e propagar-se ao homem por contacto direto ou através dos alimentos, da água ou do ambiente. Representam um importante problema de saúde pública em todo o mundo devido à nossa estreita relação com os animais em diferentes contextos (agricultura, animais domésticos e ambiente natural). As zoonoses podem também afetar a produção e o comércio de produtos de origem animal para fins alimentares ou outros.

As zoonoses são responsáveis por uma grande proporção de todas as doenças infecciosas recentemente identificadas, bem como de muitas doenças existentes. Algumas doenças, como o VIH, começam por ser zoonoses, mas mais tarde sofrem mutações e tornam-se estirpes que só se encontram nos seres humanos.[18] Outras zoonoses podem causar surtos recorrentes, como a doença do vírus Ébola e a salmonelose. Outras ainda, como o novo coronavírus que causa a COVID-19, têm o potencial de causar pandemias globais.

Prevenção e controlo

Os métodos de prevenção das zoonoses diferem de acordo com cada agente patogénico; no entanto, várias práticas são reconhecidas como eficazes na redução dos riscos a nível comunitário e pessoal. Orientações seguras e adequadas para o tratamento de animais no sector agrícola reduzem o risco de surtos de zoonoses de origem alimentar através de alimentos como a carne, os ovos, os produtos lácteos e mesmo certos vegetais.[19] As normas relativas à água potável e à eliminação de resíduos, bem como à proteção das águas superficiais no ambiente natural, são também importantes e eficazes. As campanhas de informação para promover a lavagem das mãos após o contacto com animais e outros ajustamentos

---

[18] HubálekZ. Doenças Infecciosas Humanas Emergentes: Anthroponoses, Zoonoses, and Sapronoses-Volume 9, Number 3-March 2003 -Emerging Infectious Diseases journal CDC. 2003 [cited26 Apr2020];9(3). Disponível em: https://wwwnc.cdc.gov/eid/article/9/3/02-0208_article

[19] Lowe A-M. Boletim do Observatório Multipartido Québécois sobre as zoonoses e a adaptação às alterações climáticas, Volume 1, número 1 [Internet]. INSPQ. [citado 26 abr2020]. Disponível em: https://www.inspq.qc.ca/bulletin-de-l-observatoire-multipartite-quebecois-sur-les-zoonoses-et-l-adaptation-aux-changements-climatiques/janvier-2016

comportamentais ajudam a reduzir a propagação comunitária de zoonoses quando estas ocorrem.

A resistência antimicrobiana é um fator de complicação adicional na luta contra as zoonoses. A utilização de antibióticos em animais destinados à produção de alimentos está generalizada e aumenta o risco de estirpes de agentes patogénicos zoonóticos resistentes aos medicamentos, que podem propagar-se rapidamente aos animais e ao homem.

Quem está em risco?

Os agentes patogénicos zoonóticos podem ser transmitidos aos seres humanos através de qualquer ponto de contacto com animais domésticos, agrícolas ou selvagens. Os mercados onde se vende carne ou subprodutos de animais selvagens apresentam um risco particularmente elevado devido ao elevado número de agentes patogénicos novos ou não registados em certas populações de animais selvagens. Os trabalhadores agrícolas em áreas onde os antibióticos são fortemente administrados aos animais de criação podem estar expostos a um risco acrescido de agentes patogénicos resistentes aos medicamentos antimicrobianos actuais. As pessoas que vivem perto de zonas selvagens ou em zonas semi-urbanas onde há mais animais selvagens estão expostas ao risco de contrair doenças transmitidas por animais como ratos, raposas ou guaxinins. A urbanização e a destruição dos habitats naturais aumentam o risco de zoonoses, aumentando o contacto entre os seres humanos e os animais selvagens.

Ação da OMS

A OMS trabalha com governos nacionais, universidades, organizações não governamentais, organismos filantrópicos e parceiros regionais e internacionais para prevenir e gerir as ameaças zoonóticas e o seu impacto na saúde pública, bem como as consequências sociais e económicas. Estes esforços incluem a promoção da colaboração intersectorial na interface homem-animal-ambiente entre os diferentes sectores envolvidos a nível regional, nacional e internacional.[20] A OMS também trabalha para desenvolver capacidades e promover instrumentos e mecanismos práticos, baseados em provas e com boa relação custo-eficácia, para a prevenção, monitorização e deteção de zoonoses através de relatórios, investigações epidemiológicas e laboratoriais, avaliação e controlo dos riscos, e para apoiar os países na sua implementação.[21]

No âmbito da abordagem "Um mundo, uma saúde", a Organização Mundial de Saúde está a colaborar com a Organização das Nações Unidas para a Alimentação e a Agricultura (FAO) e a Organização Mundial da Saúde Animal (OIE) no Sistema Mundial de Alerta Rápido e Resposta às Doenças dos Animais. Este sistema conjunto tira partido do valor acrescentado da combinação e coordenação dos mecanismos de alerta das três organizações para apoiar o alerta rápido, a prevenção e o controlo das ameaças de doenças animais, incluindo as zoonoses, através do intercâmbio de dados e da avaliação dos riscos.

Ecologia e Zoonoses: uma relação complexa

1. Introdução

A ecologia desempenha um papel fundamental na dinâmica das zoonoses, doenças que podem ser transmitidas entre animais e seres humanos. Compreender esta relação é essencial para desenvolver estratégias eficazes de prevenção e controlo.

2. Interações ecológicas

a. Biodiversidade e Zoonoses

- **Papel da biodiversidade**: Uma elevada biodiversidade pode reduzir o risco de zoonoses através da manutenção de ecossistemas saudáveis. A diversidade das populações animais pode limitar a transmissão de agentes patogénicos

[20] Larousse É. Definições: prion -Dictionnaire de français Larousse [Internet]. [citado 26 abr2020]. Disponível em: https://www.larousse.fr/dictionnaires/francais/prion/63977

[21] PrusinerSB. Novelproteinaceousinfectiousparticlescause scrapie. Science. 9 Abr1982;216(4542):136-44.

ao diluir as interações entre as espécies hospedeiras e os agentes patogénicos.[22]

- **Efeito da extinção de espécies**: A perda de biodiversidade, frequentemente causada pela atividade humana, pode aumentar o risco de zoonoses. Por exemplo, a redução dos predadores naturais pode favorecer as populações de animais vectores, como os roedores.

b. Alterações do habitat

- **Urbanização**: A expansão das zonas urbanas está a invadir os habitats naturais, o que pode levar a um maior contacto entre humanos e animais selvagens, aumentando o risco de transmissão de doenças.
- **Desflorestação**: A destruição das florestas para fins agrícolas ou de exploração florestal pode perturbar os ecossistemas e forçar os animais a aproximarem-se das zonas habitadas, aumentando o risco de infeção.

3. Alterações climáticas

- **Impacto nos vectores**: As alterações climáticas podem alterar a distribuição geográfica de vectores como os mosquitos e as carraças, aumentando o risco de epidemias zoonóticas em novas regiões.
- **Adaptação dos agentes** patogénicos: Os próprios agentes patogénicos podem evoluir e adaptar-se a novas condições ambientais, tornando certas zoonoses mais difíceis de controlar.

4. Agricultura e pecuária

- **Práticas agrícolas**: A pecuária intensiva e a agricultura industrial podem criar condições propícias ao aparecimento de zoonoses, ao favorecerem a propagação de doenças entre os animais.
- **Utilização de antibióticos**: A utilização excessiva de antibióticos na criação de gado pode levar à resistência antimicrobiana, tornando as infecções mais difíceis de tratar.

---

[22] Larousse É. Definições: parasita -Dictionnaire de français Larousse [Internet]. [citado 26 abr2020]. Disponível em: https://www.larousse.fr/dictionnaires/francais/parasite/58023

5. Monitorização ecológica

- **Vigilância das doenças** : A monitorização dos ecossistemas e das populações animais é essencial para a deteção precoce das zoonoses. Os sistemas de vigilância integrados podem ajudar a identificar riscos potenciais antes de se tornarem epidemias.
- **Abordagens ecossistémicas**: A integração de abordagens baseadas na ecologia na gestão da saúde pública e animal pode melhorar a eficácia das intervenções.

O que precisa de saber:

A relação entre ecologia e zoonoses é complexa e multidimensional. A proteção da biodiversidade, a gestão sustentável dos habitats e a integração de abordagens ecológicas na saúde pública são essenciais para reduzir o risco de aparecimento de zoonoses. Ao adotar uma perspetiva de "Uma Só Saúde", ligando a saúde humana, animal e ambiental, podemos antecipar e gerir melhor os desafios colocados pelas zoonoses num mundo em constante mudança.

CAPÍTULO 1: COMPREENDER AS ZOONOSES

1.1. Definição e Classificação das Zoonoses

1.1.1. Definição de Zoonoses

As zoonoses são doenças infecciosas que podem ser transmitidas dos animais para os seres humanos. Esta transmissão pode ocorrer de várias formas, incluindo :

- **Transmissão direta**: Contaminação através do contacto direto com animais infectados, os seus fluidos corporais ou excrementos.[23]
- **Transmissão indireta**: Transmissão através de vectores (como mosquitos ou carraças) ou através do ambiente (água, solo, alimentos contaminados).

As zoonoses podem ser causadas por uma variedade de agentes patogénicos, incluindo vírus, bactérias, parasitas e fungos.[24]

1.1.2. Classificação das Zoonoses

As zoonoses podem ser classificadas de acordo com uma série de critérios, incluindo o tipo de agente patogénico, o modo de transmissão e a gravidade da doença. Segue-se um resumo das diferentes classificações:

1.1.2.1. Dependendo do agente patogénico

- **Zoonoses virais** :
  - Exemplos: raiva, gripe aviária, vírus Ébola, vírus Zika, covid-19, varíola M, vírus da febre amarela e outros.
- **Zoonoses bacterianas** :
  - Exemplos: leptospirose, salmonelose, tularemia, brucelose, tuberculose
- **Zoonoses parasitárias** :
  - Exemplos: toxoplasmose, doença de Chagas, equinococose.

---

[23] BourgeadeA, DavoustB, GallaisH. DAS DOENÇAS ANIMAIS ÀS INFECÇÕES HUMANAS. Médecine d'Afrique Noire. 1992;39(3):6.

[24] Larousse É. Definições : parasita -Dictionnaire de français Larousse [Internet]. [citado 26 abr2020]. Disponível em: https://www.larousse.fr/dictionnaires/francais/parasite/58023

- **Zoonoses fúngicas** :
    - Exemplos: histoplasmose, criptococose.
    -
    -
- **Zoonoses virais** :

Raiva

Rage: Visão geral e aspectos fundamentais

1. O que é a raiva?

A raiva é uma doença viral grave que afecta o sistema nervoso central. É causada pelo vírus da raiva, um lyssavirus, e é transmitida principalmente através da mordedura de um animal infetado. A raiva é quase sempre fatal quando os sintomas aparecem, mas é totalmente evitável através da vacinação.

2. Transmissão

- **Principal vetor**: A raiva é transmitida principalmente através da saliva de animais infectados, incluindo cães, morcegos, raposas e guaxinins.
- **Transmissão**: A transmissão ocorre geralmente através da mordedura, mas também pode ocorrer através de arranhões ou feridas abertas em contacto com a saliva de um animal infetado.

3. Sintomas

Os sintomas da raiva podem ser classificados em várias fases:

- **Fase prodrómica**: Os sintomas iniciais incluem febre, dor de cabeça, fadiga e uma sensação de formigueiro ou comichão no local da picada.
- **Fase agressiva**: Esta fase caracteriza-se por perturbações neurológicas como ansiedade, confusão, alucinações, convulsões e problemas de deglutição (hidrofobia).
- **Fase terminal**: Se não for tratada, a raiva conduz à paralisia, ao coma e, finalmente, à morte, geralmente devido a paragem respiratória.

4. Prevenção

- **Vacinação** de animais de estimação: A vacinação de animais de estimação, especialmente cães, é uma das formas mais eficazes de prevenir a raiva.
- **Vacinação preventiva**: As pessoas em risco (profissionais de saúde, veterinários, etc.) podem receber vacinas preventivas.
- **Educação e sensibilização**: Informar as pessoas sobre os perigos da raiva e a importância de notificar as mordeduras de animais.

5. Tratamento

- **Pós-exposição**: Se uma pessoa for mordida por um animal suspeito de ser raivoso, deve consultar imediatamente um profissional de saúde. O tratamento pós-exposição, incluindo injecções de vacina anti-rábica e imunoglobulina, é essencial para evitar o aparecimento da doença.
- **Não há tratamento curativo**: Uma vez que os sintomas da raiva aparecem, não há tratamento eficaz, e a doença é geralmente fatal.[25]

6. Impacto global

- **Estatísticas**: De acordo com a Organização Mundial de Saúde (OMS), a raiva causa cerca de 59 000 mortes por ano em todo o mundo, principalmente nos países em desenvolvimento onde a vacinação dos animais é inadequada.
- **Áreas de risco**: As regiões onde a raiva é endémica incluem partes de África, da Ásia e da América Latina.[26]

A raiva é uma doença que pode ser prevenida, mas continua a ser um grave problema de saúde pública em muitas partes do mundo. A vacinação dos animais, a educação do público e medidas de tratamento eficazes podem reduzir significativamente o risco de infeção e proteger as comunidades. Uma abordagem integrada que envolva a

[25] Doenças Zoonóticas | One Health | CDC [Internet]. 2020 [citado 26 abr2020]. Disponível em: https://www.cdc.gov/onehealth/basics/zoonotic-diseases.html

[26] Organização Mundial da Saúde Animal (OIE). Uma saúde: OIE - Organização Mundial da Saúde Animal [Internet]. 2020 [citado 26 abr2020]. Disponível em: https://www.oie.int/fr/pour-les-medias/une-seule-sante/

saúde animal e a saúde pública é essencial para erradicar esta doença.

Gripe aviária: visão geral e aspectos fundamentais

1. O que é a gripe aviária?

A gripe aviária, também conhecida por gripe das aves, é uma infeção viral que afecta principalmente as aves, mas que também pode infetar outras espécies, incluindo os seres humanos. É causada por vírus da família Orthomyxoviridae, principalmente os subtipos H5 e H7, que podem ser altamente patogénicos.

2. Transmissão

- **Entre aves**: A gripe aviária é principalmente transmitida entre aves por contacto direto com aves infectadas, os seus excrementos ou superfícies contaminadas.
- **Transmissão aos seres humanos**: As infecções humanas são raras e ocorrem geralmente após um contacto próximo com aves infectadas ou com os seus ambientes. A transmissão de pessoa para pessoa é extremamente rara.

3. Sintomas

a. Nas aves

- **Sintomas**: Os sintomas podem variar consoante a virulência do vírus, variando de ligeiros a graves, incluindo :
  - Depressão e apatia
  - Dificuldades respiratórias
  - Produtos de postura reduzidos
  - Elevada mortalidade em casos de estirpes altamente patogénicas

b. Nos seres humanos

- **Sintomas**: Quando infectados, os seres humanos podem apresentar sintomas semelhantes aos da gripe sazonal, tais como :
  - Febre
  - Tosse
  - Dores de garganta
  - Mialgias

- **Complicações**: Em casos graves, pode levar a pneumonia e a complicações respiratórias potencialmente fatais.

4. Prevenção

- **Vigilância aviária**: Estabelecer programas de vigilância para detetar estirpes de gripe aviária em aves domésticas e selvagens.
- **Controlo nas** explorações: Aplicar medidas rigorosas de biossegurança nas explorações avícolas para evitar a introdução e a propagação do vírus.
- **Vacinação**: A vacinação das aves de capoeira em zonas de alto risco pode ajudar a controlar a propagação do vírus.

5. Controlo e tratamento

- **Resposta epidémica**: Se for detectada uma estirpe altamente patogénica, é frequentemente necessário abater as aves de capoeira infectadas para limitar a propagação.
- **Tratamento de seres humanos**: Os antivirais, como o oseltamivir (Tamiflu), podem ser eficazes se forem administrados logo após a exposição ao vírus.

6. Impacto global

- **Epidemias**: A gripe aviária causou várias epidemias em grande escala, afectando as populações de aves e causando perdas económicas significativas na indústria avícola.
- **Saúde pública**: Embora a transmissão humana seja rara, os casos de gripe aviária em seres humanos suscitam preocupações quanto à possibilidade de uma pandemia se o vírus adquirir a capacidade de se propagar eficazmente entre seres humanos.

A gripe aviária representa um desafio significativo para a saúde pública e animal. A vigilância, a prevenção e o controlo das epidemias são essenciais para minimizar o impacto desta doença. A colaboração entre os sectores da saúde animal e humana, bem como uma comunicação eficaz, são cruciais para gerir os riscos associados à gripe aviária.

Vírus Ébola: Visão geral e aspectos fundamentais

1. O que é o vírus Ébola?

O vírus Ébola é um agente patogénico altamente virulento responsável pela febre hemorrágica do Ébola (FHE). Pertence à família Filoviridae e caracteriza-se por elevadas taxas de mortalidade, que podem atingir 90% em certas epidemias.[27] O vírus foi identificado pela primeira vez em 1976, aquando de epidemias na República Democrática do Congo (RDC) e no Sudão.

2. Transmissão

- **Transmissão humana**: O vírus Ébola propaga-se principalmente por contacto direto com os fluidos corporais de uma pessoa infetada (sangue, saliva, suor, vómito, etc.) ou por contacto com objectos contaminados.[28]
- **Reservatório animal**: Os morcegos frugívoros são considerados o reservatório natural do vírus. A transmissão inicial aos seres humanos pode ocorrer através da caça ou da ingestão de animais selvagens infectados, como macacos ou antílopes.

3. Sintomas

Os sintomas da infeção pelo vírus Ébola surgem geralmente entre 2 e 21 dias após a exposição e incluem :

- **Fase inicial** :
  - Febre
  - Dores de cabeça
  - Dores musculares
  - Fadiga
- **Fase avançada** :
  - Vómitos
  - Diarreia
  - Erupções cutâneas
  - Hemorragia interna e externa (em casos graves)

---

[27] Iniciativa "Uma Saúde". Iniciativa Uma Saúde - Um Mundo, Uma Medicina, Uma Saúde [Internet]. Declaração de missão. [citado 26 abr2020]. Disponível em: http://www.onehealthinitiative.com/mission.php

[28] Han BA, Kramer AM, Drake JM. Global Patterns of Zoonotic Disease in Mammals (Padrões globais de doenças zoonóticas em mamíferos). Tendências em Parasitologia. 1 Jul 2016 ;32(7) :565-77.

4. Prevenção

- **Controlo das epidemias** : As medidas de saúde pública, como a vigilância, o isolamento dos casos e a gestão dos contactos, são cruciais para controlar as epidemias.
- **Formação e sensibilização**: educar as comunidades sobre os modos de transmissão e os comportamentos de prevenção, como evitar o contacto com fluidos corporais.
- **Vacinação**: A vacina rVSV-ZEBOV, desenvolvida contra o vírus Ébola, provou ser eficaz e é utilizada em campanhas de vacinação em caso de epidemia.
-

5. Tratamento

- **Cuidados de apoio**: Não existe um tratamento antiviral específico para o Ébola, mas os cuidados de apoio, como a reidratação, o controlo dos sintomas e o tratamento de infecções secundárias, são essenciais para melhorar as hipóteses de sobrevivência.
- **Antivirais**: Foram utilizados tratamentos experimentais em determinadas situações que se revelaram prometedores.

6. Impacto global

- **Epidemias**: As epidemias de Ébola afectaram principalmente países da África Ocidental e Central, com um grande surto em 2014-2016 que afectou vários países, incluindo a Guiné, a Libéria e a Serra Leoa, causando mais de 11 000 mortes.[29]
- **Preocupações de saúde**: A natureza altamente contagiosa e mortal do vírus Ébola torna-o uma ameaça para a saúde pública mundial, exigindo uma vigilância constante e capacidades de resposta.

Temos de estar conscientes de que o vírus Ébola representa um grande desafio para a saúde pública, devido à sua virulência e potencial de transmissão. A prevenção de epidemias assenta em estratégias de vigilância, educação, vacinação e cuidados adequados. A colaboração internacional é essencial para controlar as epidemias e

[29] Van den Berg T. One health paradigm to foster population health [Internet]. BiomedCentral. 2020 [citado 26 Abr2020]. Disponível em: https://www.biomedcentral.com/collections/OneHealth

proteger as comunidades vulneráveis. Os ensinamentos retirados de epidemias anteriores conduziram a melhorias na preparação e resposta a crises sanitárias relacionadas com o Ébola.

Vírus Zika: Visão geral e aspectos fundamentais

1. O que é o vírus Zika?

O vírus Zika é um flavivírus transmitido principalmente por mosquitos, em particular **o Aedes aegypti** e **o Aedes albopictus**. Identificado pela primeira vez em 1947 no Uganda, causou desde então epidemias em várias regiões, nomeadamente na América Latina e nas Caraíbas.

2. Transmissão

- **Transmissão por vetor**: O vírus é transmitido principalmente pela picada de mosquitos infectados.
- **Transmissão humana**: Também pode ser transmitida por :
    - Contacto sexual com uma pessoa infetada.
    - Transmissão da mãe para o filho durante a gravidez ou o parto.
    - Transfusões de sangue.

3. Sintomas

Os sintomas da infeção pelo vírus Zika são geralmente ligeiros e podem incluir:

- Febre ligeira
- Erupções cutâneas
- Dores articulares e musculares
- Conjuntivite (vermelhidão dos olhos)
- Dores de cabeça

Estes sintomas aparecem geralmente entre 2 e 7 dias após a picada de um mosquito infetado e duram cerca de uma semana.

4. Complicações

- **Microcefalia**: Uma das complicações mais graves associadas à infeção pelo vírus Zika durante a gravidez é a microcefalia, uma malformação congénita caracterizada pelo desenvolvimento anormal do crânio e do cérebro do feto.
- **Síndrome de Guillain-Barré**: A infeção pelo vírus Zika também tem sido associada a um risco acrescido de síndrome de Guillain-Barré, uma doença autoimune que pode provocar fraqueza muscular e paralisia.

5. Prevenção

- **Controlo dos mosquitos**: Eliminar as zonas de reprodução dos mosquitos, como os recipientes com água estagnada, e utilizar insecticidas.
- **Proteção pessoal**: Usar roupas compridas, usar repelentes com DEET e instalar redes mosquiteiras para se proteger das picadas.
- **Educação**: Sensibilizar a comunidade para os riscos de transmissão e para as medidas de prevenção.

6. Tratamento

Não existe um tratamento antiviral específico para o vírus Zika. O tratamento centra-se no alívio dos sintomas, em particular :

- Descanso
- Hidratação
- Analgésicos (como o paracetamol)

7. Impacto global

- **Epidemias**: O vírus Zika causou epidemias notáveis, particularmente em 2015-2016, quando o vírus circulou rapidamente nas Américas, causando grandes preocupações sobre defeitos congénitos.
- **Vigilância e investigação**: A situação levou a um reforço dos esforços de vigilância e investigação para compreender melhor o vírus, os seus modos de transmissão e os seus efeitos na saúde.

Para recordar: O vírus Zika continua a ser uma preocupação de saúde pública, especialmente devido ao seu potencial para causar defeitos congénitos e outras complicações. A prevenção baseia-se em medidas de controlo dos mosquitos, na educação e na sensibilização do público. A investigação em curso é essencial para compreender melhor o vírus e desenvolver estratégias eficazes de prevenção e tratamento. A cooperação internacional é também crucial para gerir as epidemias e proteger as comunidades vulneráveis.[30]

COVID-19: Visão geral e aspectos fundamentais

1. O que é a COVID-19?

A COVID-19 é uma doença infecciosa causada pelo coronavírus SARS-CoV-2, identificada pela primeira vez em dezembro de 2019 em Wuhan, na China. A doença conduziu rapidamente a uma pandemia mundial, afectando milhões de pessoas e causando milhares de mortes.

2. Transmissão

- **Transmissão pessoal**: O vírus é transmitido principalmente por gotículas respiratórias produzidas quando uma pessoa infetada fala, tosse ou espirra.
- **Transmissão por superfícies**: Também pode ser transmitida através do contacto com superfícies contaminadas, embora seja considerada menos comum.
- [31]**Aerossóis**: Em espaços mal ventilados, o vírus pode estar presente no ar sob a forma de aerossóis, aumentando o risco de transmissão .

3. Sintomas

Os sintomas da COVID-19 variam consideravelmente, de ligeiros a graves, e podem incluir

- Febre
- Tosse
- Dificuldades respiratórias
- Fadiga
- Perda do paladar ou do olfato

---

[30] KeesingF, Belden LK, DaszakP, Dobson A, Harvell CD, Holt RD, et al. Impacts of biodiversity on the emergence and transmission of infectious diseases. Nature. déc2010;468(7324):647-52.

[31] WoldehannaS, ZimickiS. An expanded One Health model: Integrating social science and One Health to inform study of the human-animal interface. Social Science & Medicine. 1 de março de 2015;129:87-95.

- Dores musculares
- Dores de cabeça
- Dor de garganta

Os sintomas aparecem geralmente entre 2 e 14 dias após a exposição ao vírus.

4. Complicações

- **Formas graves**: Algumas pessoas podem desenvolver formas graves da doença, incluindo pneumonia, síndrome de dificuldade respiratória aguda (SDRA) e falência de órgãos.
- **COVID longa**: Alguns doentes apresentam sintomas persistentes, conhecidos como "COVID longa", que podem incluir fadiga, dores nas articulações, problemas cognitivos e problemas respiratórios.

5. Prevenção

- **Vacinação**: As vacinas contra a COVID-19, como as desenvolvidas pela Pfizer-BioNTech, Moderna e Johnson & Johnson, têm sido utilizadas para reduzir a transmissão e as formas graves da doença.
- **Medidas sanitárias**: O uso de máscaras, o distanciamento físico, a lavagem regular das mãos e a utilização de desinfectantes são essenciais para reduzir a propagação do vírus.
- Testes **e rastreio**: Os testes regulares e os sistemas de rastreio de contactos ajudaram a controlar as epidemias.

6. Tratamento

- **Cuidados de suporte**: O tratamento da COVID-19 baseia-se principalmente em cuidados de suporte, incluindo oxigenoterapia e gestão dos sintomas.
- **Medicação**: Antivirais como o remdesivir e tratamentos anti-inflamatórios como os corticosteróides (por exemplo, dexametasona) têm sido utilizados em casos graves.

7. Impacto global

- **Pandemia mundial**: a COVID-19 causou perturbações económicas, sociais e sanitárias à escala mundial, resultando em confinamentos, encerramento de escolas e perturbações nos cuidados de saúde.

- **Vacinação** a nível mundial: Foram envidados esforços de vacinação a nível mundial, mas persistem desigualdades no acesso às vacinas entre os países.

A COVID-19 transformou o panorama da saúde pública mundial e sublinhou a importância da preparação para uma pandemia. A vacinação, as medidas de prevenção e o tratamento dos casos são essenciais para controlar a propagação do vírus e proteger a saúde pública. As lições aprendidas com esta pandemia continuarão a informar a resposta a futuras ameaças para a saúde. A cooperação e a solidariedade internacionais são essenciais para ultrapassar esta crise mundial e garantir um futuro mais resiliente.

Varíola M: Visão geral e aspectos fundamentais

1. O que é a varíola M?

A varíola M, anteriormente conhecida como **varíola dos macacos.** É uma doença viral causada pelo ortopoxvírus. É um membro da família **Poxviridae**. Embora o seu nome sugira uma associação com macacos, o vírus pode infetar uma variedade de animais e foi isolado de várias espécies, incluindo roedores. Embora tenha sido identificado pela primeira vez em macacos em 1958, os casos em humanos foram documentados pela primeira vez em 1970, na República Democrática do Congo.

2. Transmissão

- **Transmissão humana**: A varíola é transmitida principalmente por contacto direto com lesões cutâneas, fluidos corporais ou superfícies contaminadas de uma pessoa infetada.

3. Reservatório de animais

- **Hospedeiros animais**: Os roedores, como os esquilos e as ratazanas, são considerados o principal reservatório do vírus.

Os macacos também podem ser hospedeiros, mas não são o principal reservatório.

- **Transmissão zoonótica**: As infecções humanas ocorrem geralmente através do contacto direto com animais infectados, o seu sangue, fluidos corporais ou lesões cutâneas.

- **Reservatório animal**: Também é possível que o vírus seja transmitido por animais infectados, como os roedores.
- **Transmissão por via aérea**: Embora menos comum, a transmissão por via respiratória pode ocorrer em ambientes fechados, principalmente a partir de gotículas respiratórias.

- **Propagação a nível mundial**: Foram notificados casos de varíola M fora de África, nomeadamente nos Estados Unidos e no Reino Unido, frequentemente associados a viagens ou à importação de animais. Em 2022, surtos em vários países não endémicos aumentaram a preocupação mundial.

5. Implicações epidemiológicas

- **Perfil de risco**: A possibilidade de o vírus se propagar fora das suas zonas de origem suscita preocupações em matéria de saúde pública, nomeadamente em termos de transmissão entre seres humanos.
- **Vigilância e prevenção**: A vigilância epidemiológica, a sensibilização e as medidas de controlo são essenciais para conter as epidemias e evitar a transmissão.

3. Sintomas

Os sintomas da varíola nos seres humanos incluem:

- **Fase inicial** :
  - Febre
  - Arrepios
  - Fadiga
  - Dores de cabeça
  - Dores musculares

- **Erupção cutânea**: Alguns dias após o início da febre, desenvolve-se uma erupção cutânea, frequentemente na face, mãos e órgãos genitais. As lesões desenvolvem-se em pápulas, vesículas e pústulas antes de formarem crostas.

4. Complicações

Embora a maioria das infecções seja benigna, algumas podem levar a complicações, incluindo :

- **Infecções bacterianas secundárias**: devido a lesões cutâneas.
- **Dificuldades respiratórias**: Em casos raros, devido a lesões pulmonares.
- **Mortalidade**: As taxas de mortalidade variam, mas são mais elevadas em indivíduos imunocomprometidos.

5. Prevenção

- **Isolamento dos casos**: Os indivíduos infectados devem ser isolados para evitar a transmissão.
- **Medidas de controlo**: Recomenda-se a adoção de práticas de higiene, como a lavagem das mãos e a utilização de máscaras, para reduzir o risco de propagação.
- **Vacinação**: Embora não exista uma vacina específica para a varíola M, as vacinas contra a varíola oferecem alguma proteção devido à semelhança dos vírus.

6. Tratamento

- **Cuidados de apoio**: O tratamento da varíola M baseia-se em cuidados de apoio, incluindo a gestão dos sintomas.
- **Potenciais antivirais**: Medicamentos como o tecovirimat (TPOXX) têm sido utilizados para tratar infecções graves.

7. Impacto global

- **Surtos recentes**: Foram notificadas epidemias de varíola em vários países, incluindo casos fora das regiões tradicionalmente afectadas, o que suscita preocupações quanto à propagação do vírus.
- **Vigilância**: As autoridades sanitárias vigiam de perto os casos para controlar a propagação da doença e responder rapidamente às epidemias.

A varíola é uma doença viral emergente que exige uma atenção constante em termos de vigilância e prevenção. Embora geralmente menos grave do que outras doenças virais, a sua capacidade de se propagar a novas regiões suscita preocupações em termos de saúde pública. A sensibilização, a investigação e a cooperação internacional são essenciais para gerir esta ameaça potencial e proteger as populações vulneráveis.

Vírus da febre amarela

Vírus da febre amarela: visão geral e aspectos fundamentais

1. O que é a febre amarela?

A febre-amarela é uma doença viral aguda transmitida por mosquitos, causada pelo vírus da febre-amarela, que pertence à família **Flaviviridae**. É endémica em certas regiões de África e da América do Sul.

2. Transmissão

- **Vetor**: Principalmente mosquitos do género **Aedes** (como o **Aedes aegypti**) e **Haemagogus**.
- **Transmissão humana**: Os seres humanos podem ser infectados através da picada de mosquitos infectados.
- **Reservatório animal**: Os primatas não humanos, como os macacos, podem atuar como reservatórios do vírus.

3. Sintomas

Os sintomas da febre amarela aparecem geralmente 3 a 6 dias após a infeção e podem incluir :

- **Fase inicial** :
  - Febre
  - Arrepios
  - Dores de cabeça
  - Dores musculares
  - Náuseas e vómitos
- **Fase de regressão**: Após alguns dias, os sintomas podem melhorar.
- **Fase de reinfeção**: Cerca de 15% dos casos evoluem para uma forma mais grave, com sintomas como :

- Icterícia (devido a lesões hepáticas)
- Hemorragias (sangramento da boca, nariz ou olhos)
- Insuficiência hepática e renal

4. Diagnóstico

O diagnóstico da febre-amarela baseia-se na :

- **História de viagens**: Avaliação de viagens recentes a zonas endémicas.
- **Análises ao sangue**: Deteção do vírus ou de anticorpos específicos através de testes serológicos ou de PCR.

5. Prevenção

- **Vacinação**: A vacinação é o método mais eficaz de prevenção da febre-amarela. A vacina é viva, atenuada e proporciona uma proteção duradoura.
- **Controlo dos vectores**: Redução das populações de mosquitos através de medidas ambientais e da utilização de repelentes.
- **Educação**: Sensibilizar as populações de risco para os modos de transmissão e as medidas de proteção.

6. Tratamento

- **Cuidados de suporte**: Não existe um tratamento antiviral específico para a febre amarela. O tratamento consiste em cuidados de suporte, incluindo:
    - Reidratação
    - Controlo da dor e da febre
    - Controlo das complicações

7. Impacto global

- **Prevalência**: A febre-amarela é endémica nas regiões tropicais de África e da América do Sul, com epidemias esporádicas.
- **Mortalidade**: A doença pode ter uma elevada taxa de mortalidade, especialmente em casos graves.

A febre-amarela é uma doença viral que pode ser prevenida através da vacinação e de medidas de controlo dos vectores. A sensibilização e a prevenção são essenciais para proteger as populações em risco, sobretudo nas regiões endémicas. O diagnóstico rápido e os cuidados adequados são cruciais para melhorar os resultados dos doentes. A cooperação internacional é também importante para monitorizar e controlar as epidemias de febre-amarela.

Vírus da meningite

Vírus da meningite viral: visão geral e aspectos fundamentais

1. O que é a meningite viral?

A meningite viral é uma inflamação das meninges, as membranas que envolvem o cérebro e a medula espinal, causada por vírus. É geralmente menos grave do que a meningite bacteriana e pode muitas vezes ser resolvida sem tratamento específico.

2. Agentes patogénicos

Os vírus responsáveis pela meningite viral incluem :

- **Vírus da papeira**
- **Vírus da rubéola**
- **Vírus do herpes (HSV-1 e HSV-2)**
- **Vírus do Nilo Ocidental**
- **Vírus da poliomielite**
- **Enterovírus (como o vírus Coxsackie e o echovírus)**

3. Transmissão

- **Via fecal-oral**: Muitos enterovírus são propagados pela ingestão de água ou alimentos contaminados.
- **Contacto direto**: Os vírus como o da papeira podem ser transmitidos através das gotículas respiratórias de uma pessoa infetada.
- **Transmissão por vetor**: Os vírus como o vírus do Nilo Ocidental são transportados por mosquitos.

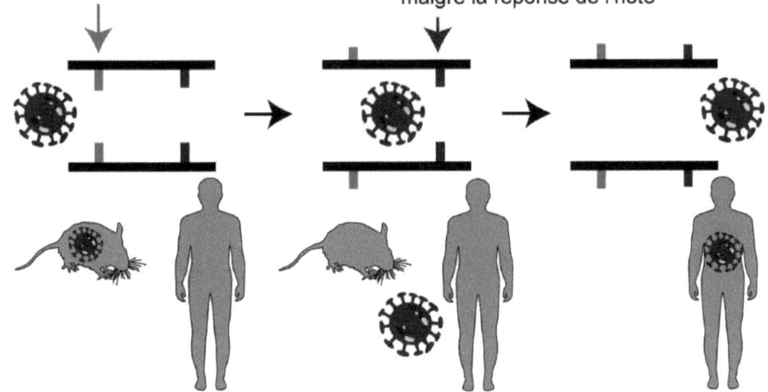

Figura 2: Filtros de encontro e de compatibilidade. Considerámos aqui um exemplo de um vírus que passa dos roedores para os seres humanos.

4. Sintomas

Os sintomas da meningite viral geralmente aparecem rapidamente e podem incluir :

- Febre
- Dores de cabeça fortes
- Pescoço rígido
- Fotofobia (sensibilidade à luz)
- Náuseas e vómitos
- Fadiga

5. Diagnóstico

O diagnóstico da meningite viral baseia-se em vários métodos:

- **Análise do líquido cefalorraquidiano (LCR)**: Pode ser efectuada uma punção lombar para recolher o LCR, que será analisado para detetar sinais de infeção viral.

- **Análises ao sangue**: Deteção de anticorpos ou vírus específicos no sangue.[32]

6. Prevenção

- **Vacinação**: A vacinação contra a papeira, a rubéola e outros vírus pode reduzir o risco de meningite viral.
- **Higiene**: As práticas de higiene pessoal, como a lavagem frequente das mãos, podem evitar a propagação de vírus.
- **Evitar as picadas de mosquito**: Para os vírus transmitidos por mosquitos, são recomendadas medidas de proteção como a utilização de repelentes.

7. Tratamento

- **Cuidados de apoio**: Não existe um tratamento antiviral específico para a meningite viral. O tratamento consiste geralmente no alívio dos sintomas:
  - Analgésicos para a dor e a febre
  - Hidratação adequada
- **Monitorização**: Em casos graves, pode ser necessária a hospitalização para monitorizar e tratar complicações.

8. Impacto global

- **Prevalência**: A meningite viral é mais comum em regiões onde os enterovírus e outros vírus são prevalentes, sendo frequentemente responsável por uma proporção significativa dos casos de meningite.
- **Saúde pública**: Embora seja geralmente menos grave do que a meningite bacteriana, a meningite viral pode levar a complicações em certos indivíduos, particularmente naqueles com sistemas imunitários enfraquecidos.

A meningite viral é geralmente uma infeção menos grave do que a forma bacteriana, mas requer cuidados médicos adequados. A vacinação e as práticas de higiene são essenciais para a prevenção. O diagnóstico precoce e o tratamento sintomático podem ajudar a gerir a doença de forma eficaz. A sensibilização e a educação são cruciais para

[32] KeesingF, Belden LK, DaszakP, Dobson A, Harvell CD, Holt RD, et al. Impacts of biodiversity on the emergence and transmission of infectious diseases. Nature. déc2010;468(7324):647-52.

reduzir o risco de infeção e proteger as populações vulneráveis.

Zoonoses bacterianas

Leptospirose: Visão geral e aspectos fundamentais

1. O que é a leptospirose?

A leptospirose é uma infeção bacteriana causada por bactérias do género **Leptospira**. Afecta uma grande variedade de animais, incluindo roedores, gado, cães e javalis, e pode ser transmitida aos seres humanos. A doença ocorre em todo o mundo, mas é mais comum nas regiões tropicais e subtropicais.

2. Transmissão

- **Contacto com animais infectados**: Os seres humanos podem ser infectados através do contacto direto com animais portadores da bactéria, especialmente roedores, que são os principais reservatórios.
- **Água contaminada**: A leptospirose é frequentemente transmitida através da água contaminada pela urina de animais infectados, especialmente em áreas inundadas ou ambientes húmidos.
- **Contacto com o solo**: A infeção também pode ocorrer através do contacto da pele ou das mucosas com o solo ou a água contaminados.

3. Sintomas

Os sintomas da leptospirose variam consideravelmente e podem aparecer entre 5 e 14 dias após a exposição. Estes incluem:

- **Fase inicial** :
  - Febre
  - Arrepios
  - Dores de cabeça
  - Dores musculares

  - Náuseas e vómitos
- **Fase avançada** :
  - Sintomas hemorrágicos (em casos graves)
  - Icterícia
  - Insuficiência renal
  - Meningite
  - Síndrome de Weil (forma grave com complicações hepáticas e renais)

4. Diagnóstico

O diagnóstico da leptospirose pode ser complexo, uma vez que os sintomas se assemelham aos de outras infecções. Os métodos de diagnóstico incluem :

- **Serodiagnóstico**: Deteção de anticorpos específicos no sangue.
- **Cultura**: Isolamento da bactéria a partir de fluidos corporais, mas isto pode ser difícil devido à necessidade de um ambiente específico.
- **Testes moleculares**: PCR para detetar o ADN bacteriano.

5. Prevenção

- **Evitar a exposição**: Limitar o contacto com animais potencialmente infectados e evitar tomar banho em água potencialmente contaminada.
- **Controlo de roedores**: aplicar medidas para reduzir as populações de roedores nas zonas de risco.
- **Educação**: Sensibilizar a comunidade para os riscos da leptospirose e para as medidas de prevenção.

6. Tratamento

- **Antibióticos**: Os antibióticos, como a penicilina ou a doxiciclina, são eficazes no tratamento da leptospirose, especialmente quando administrados precocemente.
- **Cuidados de** suporte: Em casos graves, os cuidados de suporte podem incluir hospitalização para monitorizar e tratar complicações.

7. Impacto global

- **Prevalência**: A leptospirose é uma doença negligenciada que é frequentemente subdiagnosticada e subnotificada, com milhares de casos por ano em todo o mundo.
- **Epidemias**: As epidemias podem ocorrer após inundações ou em ambientes com elevada densidade animal, pondo em perigo as populações humanas.

É bom saber: A leptospirose é uma doença infecciosa que pode ter consequências graves se não for tratada rapidamente. A prevenção baseia-se na redução do risco de exposição e na educação do público. Uma maior sensibilização e esforços de controlo dos vectores são essenciais para reduzir a incidência desta doença e proteger a saúde pública. A colaboração entre os sectores da saúde humana, animal e ambiental é crucial para gerir melhor os riscos associados à leptospirose.

Salmonelose: Visão geral e aspectos fundamentais

1. O que é a salmonelose?

A salmonelose é uma infeção causada por bactérias do género **Salmonella**, que são bactérias gram-negativas. É uma das principais causas de infecções de origem alimentar em todo o mundo. As duas principais espécies responsáveis por infecções nos seres humanos são a **Salmonella enterica** e **a Salmonella bongori**.[33]

2. Transmissão

- **Alimentos contaminados** : A transmissão ocorre principalmente através do consumo de alimentos contaminados, tais como :
  - Carne crua ou mal cozinhada (especialmente aves de capoeira e porco)
  - Ovos crus ou mal cozinhados
  - Produtos lácteos não pasteurizados
  - Frutas e produtos hortícolas contaminados

[33] Barbosa Costa G, Gilbert A, Monroe B, Blanton J, NgamNgamS, RecuencoS, et al. The influence of poverty and rabies knowledge on healthcare seeking behaviors and dog ownership, Cameroon. PLoSOne [Internet]. 21 de junho de 2018 [citado 29 Abr2020];13(6). Disponível em: https://www.ncbi.nlm.nih.gov/pmc/articles/PMC6013156/

- **Água contaminada**: A salmonelose também pode ser contraída através da ingestão de água contaminada.
- **Contacto com animais**: Répteis, aves e certos animais de estimação podem ser portadores de Salmonella. O contacto com estes animais ou com os seus excrementos também pode levar à infeção.[34]

3. Sintomas

Os sintomas da salmonelose aparecem geralmente entre 6 horas e 6 dias após a exposição e incluem :

- Diarreia (que pode ser sanguinolenta)
- Febre
- Cólicas abdominais
- Náuseas e vómitos

A doença dura geralmente entre 4 e 7 dias, mas em alguns casos os sintomas podem durar mais tempo.

4. Complicações

- **Desidratação**: A diarreia grave pode levar à desidratação, particularmente em crianças pequenas, idosos e pessoas com sistemas imunitários enfraquecidos.
- **Infecções sistémicas**: Em casos raros, a Salmonella pode entrar na corrente sanguínea e causar infecções graves, como a septicemia.

5. Diagnóstico

- **Testes laboratoriais**: O diagnóstico da salmonelose baseia-se em testes laboratoriais que incluem :
    - Culturas de fezes para isolar as bactérias
    - Testes serológicos para detetar anticorpos

6. Prevenção

---

[34] CleavelandS, Sharp J, Abela-Ridder B, Allan KJ, BuzaJ, Crump JA, et al. One Health contributions towards more effective and equitable approaches to health in low-and middle-income countries. Philos Trans R Soc LondB BiolSci [Internet]. 19Jul2017 [citado 27 Abr2020];372(1725). Disponível em: https://www.ncbi.nlm.nih.gov/pmc/articles/PMC5468693/

- **Higine alimentar** :
    - Cozinhar bem a carne e os ovos.
    - Evitar alimentos crus ou não pasteurizados.
    - Lavar bem a fruta e os legumes.
- **Higiene pessoal** :
    - Lavar as mãos regularmente, especialmente depois de manusear alimentos ou animais.
- **Controlo de animais**: Evitar o contacto com répteis e assegurar que os animais de estimação estão de boa saúde.

7. Tratamento

- **Cuidados de apoio**: A maioria dos casos de salmonelose não requer tratamento com antibióticos. O tratamento baseia-se principalmente na hidratação para evitar a desidratação.
- **Antibióticos**: Em casos graves ou para pessoas em risco, podem ser prescritos antibióticos.

8. Impacto global

- **Epidemias**: A salmonelose é responsável por numerosas epidemias alimentares em todo o mundo, frequentemente associadas a produtos alimentares contaminados.
- **Vigilância**: As autoridades sanitárias monitorizam as epidemias para identificar as fontes de contaminação e prevenir futuras infecções.

A salmonelose é uma infeção alimentar comum mas evitável. A sensibilização para a higiene alimentar e pessoal é essencial para reduzir o risco de infeção. São necessários esforços contínuos de vigilância, prevenção e educação para proteger a saúde pública e minimizar o impacto das infecções por Salmonella.

Tularemie: Visão geral e aspectos fundamentais

1. O que é Tularemie?

A tularemia é uma infeção bacteriana aguda causada pela bactéria **Francisella tularensis**. A doença pode afetar uma variedade de animais, incluindo roedores, coelhos e veados, e pode ser transmitida aos seres humanos.

2. Transmissão

- **Contacto com animais infectados**: A tularemia é geralmente transmitida por contacto direto com animais infectados, especialmente quando se caça, manuseia ou come carne de caça.
- **Picadas de insectos**: As carraças e as moscas também podem transmitir a bactéria.[35]
- **Inalação**: Em casos raros, a inalação de aerossóis contaminados pode causar infeção, particularmente em ambientes onde a bactéria está presente no solo ou em actividades agrícolas.
- **Consumo de alimentos ou água contaminados** : A ingestão de alimentos ou água contaminados também pode transmitir a doença.

3. Sintomas

Os sintomas da tularemia podem variar consoante a via de exposição e incluem:

- **Forma típica** :
  - Febre
  - Arrepios
  - Fadiga
  - Dores de cabeça
  - Dores musculares
- **Formas localizadas** :
  - **Ulceroglandular**: formação de úlceras na pele e inchaço dos gânglios linfáticos.
  - **Oculoglandular**: Infeção do olho, causando vermelhidão, dor e corrimento.

---

[35] Rahman MHAA, HaironSM, HamatRA, JamaluddinTZMT, ShafeiMN, Idris N, et al. LeptospirosisHealthIntervention Module Effecton Knowledge, Attitude, Belief, and Practice amongWetMarketWorkersin NortheasternMalaysia: An Intervention Study. Int J Environ ResPublic Health[Internet]. Jul2018 [citado 24 Jun 2020];15(7). Disponível em: https://www.ncbi.nlm.nih.gov/pmc/articles/PMC6069487/

- o **Pneumónica**: Infeção pulmonar, que pode causar sintomas respiratórios graves.

4. Diagnóstico

O diagnóstico da tularemia baseia-se em :

- **Testes laboratoriais**: Cultura da bactéria a partir de amostras de sangue, lesões cutâneas ou outros fluidos corporais.
- **Testes serológicos**: Deteção de anticorpos específicos no sangue.

5. Prevenção

- **Evitar o contacto com animais selvagens**: Limitar o contacto com roedores e coelhos, especialmente quando os caça ou manuseia.
- **Proteção pessoal**: Utilizar luvas e vestuário de proteção quando manusear animais potencialmente infectados.
- **Controlo dos insectos**: Evitar as picadas de insectos utilizando repelentes e vestindo roupa comprida.

6. Tratamento

- **Antibióticos**: A tularemia é geralmente tratada com antibióticos como a estreptomicina, a gentamicina ou a doxiciclina. O tratamento precoce é essencial para evitar complicações.
- **Cuidados de** suporte: Em casos graves, podem ser necessários cuidados de suporte.

7. Impacto global

- **Distribuição**: A tularemia ocorre em muitas partes do mundo, mas é mais comum na América do Norte, Europa e Ásia.
- **Vigilância epidemiológica**: As autoridades sanitárias monitorizam os casos de tularemia para compreender

as epidemias e os riscos potenciais para a saúde pública.

A tularemia é uma doença potencialmente grave, mas pode ser evitada com medidas preventivas adequadas. O conhecimento da doença e dos seus modos de transmissão é essencial para reduzir o risco de infeção. A deteção precoce e o tratamento adequado são cruciais para garantir uma recuperação rápida e completa. A cooperação entre os sectores da saúde humana e animal é também essencial para controlar esta doença.

Carbúnculo (Bacillus anthracis)

Carbúnculo (Bacillus anthracis): Visão geral e aspectos fundamentais

1. O que é o carbúnculo?

O carbúnculo é uma doença infecciosa aguda causada pela bactéria **Bacillus anthracis**. Esta bactéria forma esporos resistentes que podem sobreviver durante muito tempo no ambiente. O carbúnculo é principalmente uma doença animal, mas também pode infetar os seres humanos.

2. Transmissão

O carbúnculo pode ser transmitido de várias formas:

- **Contacto direto**: Infeção através do contacto com animais infectados ou com os seus produtos (pele, pelo, carne).
- **Inalação**: Inalação de esporos de carbúnculo, frequentemente em ambientes contaminados.
- **Ingestão**: Consumo de carne de animais infectados que não tenha sido devidamente cozinhada.

3. Formas de carbúnculo

O carbúnculo assume três formas principais, consoante a via de entrada dos esporos:

- **Carbúnculo cutâneo** :
  - **Transmissão**: Contacto direto com os esporos.
  - **Sintomas**: Aparecimento de uma lesão cutânea (úlcera) no local da infeção, acompanhada de comichão e, em seguida,

formação de uma crosta negra. Pode ser acompanhada de febre e dor.

- **Carbúnculo pulmonar** :
  - **Transmissão**: Inalação de esporos.
  - **Sintomas**: Inicialmente semelhantes aos da gripe (febre, tosse, dores musculares), seguidos de dificuldades respiratórias graves e choque. Esta é a forma mais grave e mais fatal.
- **Carbúnculo gastrointestinal** :
  - **Transmissão**: Ingestão de carne contaminada.
  - **Sintomas**: Náuseas, vómitos, dores abdominais, diarreia e febre. Pode levar a complicações graves, como a septicémia.[36]

4. Diagnóstico

O diagnóstico do carbúnculo baseia-se em vários métodos:

- **Historial médico**: Avaliação do historial de exposição a animais ou produtos de origem animal.
- **Testes laboratoriais**: Cultura da bactéria a partir de amostras de sangue, lesões cutâneas ou fluidos corporais, bem como testes PCR para detetar o ADN do Bacillus anthracis.

5. Prevenção

- **Vacinação**: Existe uma vacina disponível para indivíduos de alto risco, como os trabalhadores veterinários e agrícolas.
- **Controlo dos animais**: Vigilância e controlo dos animais infectados para evitar a propagação da doença.
- **Educação**: Sensibilizar as populações de risco para os modos de transmissão e as medidas de prevenção.

6. Tratamento

- **Antibióticos**: Os antibióticos como a ciprofloxacina ou a penicilina são eficazes, especialmente se forem administrados precocemente.

---

[36] [1] (M.) SAVEY, Commentaire de l'Agence française de sécurité sanitaire des aliments (AFSSA) In La maîtrise des maladies infectieuses, RST n° 24, Académie des sciences, 385- 387, EDP Sciences, 2006.

- **Cuidados de apoio**: Nos casos graves, pode ser necessário hospitalizar para tratar complicações, nomeadamente no caso do carbúnculo pulmonar.

7. Impacto global

- **Prevalência**: O carbúnculo é mais comum em certas regiões de África, Ásia, América do Sul e partes da Europa. Está frequentemente associado à criação de animais.
- **Saúde pública**: Embora raro nos países desenvolvidos, o carbúnculo continua a ser um problema de saúde pública, especialmente nas zonas rurais e entre as pessoas em contacto com animais infectados.[37]

O carbúnculo é uma doença potencialmente fatal, mas pode ser evitada através da prevenção, da vacinação e do tratamento rápido. A sensibilização para os riscos e as medidas de controlo é essencial para proteger as populações vulneráveis. São necessários esforços contínuos de vigilância e de saúde pública para gerir esta doença e reduzir o seu impacto na saúde humana e animal.

Listeriose

Listeriose: Visão geral e aspectos fundamentais

1. O que é a listeriose?

A listeriose é uma infeção de origem alimentar causada pela bactéria **Listeria monocytogenes**. A doença pode afetar pessoas saudáveis, mas é particularmente perigosa para grupos vulneráveis, incluindo mulheres grávidas, recém-nascidos, idosos e pessoas com sistemas imunitários enfraquecidos.

2. Transmissão

- **Consumo de alimentos contaminados** : A Listeria é frequentemente encontrada em alimentos crus ou mal cozinhados, incluindo :
    - Produtos lácteos não pasteurizados
    - Carnes transformadas (salsichas, patés)

[37] [2] (V.) DEUBEL, emerging viruses, in La maîtrise des maladies infectieuses, RST n° 24, Académie des sciences, 69-87, EDP Sciences, 2006.

- Peixe fumado
- Frutas e legumes contaminados
- **Contaminação cruzada**: A bactéria pode ser disseminada nas cozinhas através de superfícies ou utensílios contaminados.

3. Sintomas

Os sintomas da listeriose podem variar consoante a gravidade da infeção:

- **Forma ligeira** :
  - Febre
  - Dores de cabeça
  - Náuseas
  - Vómitos
- **Forma grave (meningite ou septicemia)** :
  - Sintomas semelhantes aos da gripe
  - Pescoço rígido
  - Confusão ou alteração do estado mental
  - Complicações graves em mulheres grávidas, incluindo parto prematuro, aborto ou nado-morto.

4. Diagnóstico

O diagnóstico da listeriose baseia-se em vários métodos:

- **Análises ao sangue**: Cultura da bactéria a partir de amostras de sangue ou de líquido cefalorraquidiano.
- **Testes ao líquido amniótico**: Nas mulheres grávidas, pode ser efectuado um teste ao líquido amniótico se houver suspeita de infeção.[38]

5. Prevenção

- **Higiene alimentar** :
  - Lavar a fruta e os legumes antes de os comer.
  - Evitar os produtos lácteos não pasteurizados.
  - Cozinhar bem a carne e o peixe.
  - Evitar a contaminação cruzada, limpando as superfícies e os utensílios.

---

[38] [4] (I.T.) EVANS, (E.G.) SMITH, (A.) BANERJEE & coll, Cluster of human tuberculosis caused by Mycobacterium bovis: Evidence for person to person transmission in the UK, Lancet, 2007, 369, 1270-1276.

- **Monitorização**: Os produtos alimentares devem ser monitorizados para detetar a presença de Listeria, especialmente em estabelecimentos de transformação de alimentos.

6. Tratamento

- **Antibióticos**: As infecções por Listeria são geralmente tratadas com antibióticos como a amoxicilina, a penicilina ou o trimetoprim-sulfametoxazol, especialmente em casos graves.
- **Cuidados de apoio**: Em caso de meningite ou septicemia, pode ser necessária hospitalização para cuidados intensivos.[39]
-

7. Impacto global

- **Prevalência**: Embora menos comum do que outras infecções de origem alimentar, a listeriose pode ter consequências graves. É responsável por uma série de surtos, particularmente em produtos processados.
- **Saúde pública**: A listeriose representa um risco para as populações vulneráveis e as medidas preventivas são cruciais para reduzir a incidência desta infeção.

Temos de estar conscientes de que a listeriose é uma infeção de origem alimentar que pode ser prevenida, mas que representa um desafio para a saúde pública, particularmente para os grupos de risco. A sensibilização para as práticas de segurança alimentar, a vigilância dos produtos alimentares e o diagnóstico precoce são essenciais para prevenir esta doença. O tratamento imediato e adequado pode reduzir as complicações e melhorar os resultados dos pacientes.

Brucelose: Visão geral e aspectos fundamentais

1. O que é a brucelose?

[39] [3] AFSSA, relatório sobre a avaliação do risco de aparecimento e desenvolvimento de doenças animais à luz do possível aquecimento global, 78 p., 2005.

A brucelose é uma infeção bacteriana causada por bactérias do género **Brucella**, que afecta principalmente os animais de criação, em particular os bovinos, ovinos, caprinos e suínos. Pode ser transmitida aos seres humanos, frequentemente através de produtos de origem animal.

2. Transmissão

- **Consumo de alimentos contaminados** : A brucelose é principalmente transmitida através do consumo de produtos lácteos não pasteurizados e de carne crua ou mal cozinhada de animais infectados.
- **Contacto direto**: As pessoas também podem ser infectadas através do contacto direto com os fluidos corporais de animais infectados, especialmente quando abatem ou manuseiam animais doentes.
- **Inalação**: Em ambientes de trabalho específicos (como fábricas de transformação de carne), a inalação de partículas contaminadas também pode transmitir a doença.

3. Sintomas

Os sintomas da brucelose aparecem geralmente entre 5 dias e vários meses após a exposição e incluem :

- Febre recorrente
- Arrepios
- Suores noturnos
- Fadiga
- Dores musculares e articulares
- Dores de cabeça
- Perda de peso

Em alguns casos, a brucelose pode levar a complicações graves, como :

- **Osteomielite**: Infeção dos ossos.
- **Endocardite**: Infeção das válvulas cardíacas.
- **Infecções do sistema nervoso central**: Meningite ou abcesso cerebral.

4. Diagnóstico

O diagnóstico da brucelose baseia-se em :

- **Testes laboratoriais**: Cultura da bactéria a partir do sangue ou de outros fluidos corporais.
- **Testes serológicos**: Deteção de anticorpos específicos no sangue.

5. Prevenção

- **Vacinação animal**: A vacinação dos animais de criação pode reduzir a transmissão da brucelose aos seres humanos.
- **Alimentação segura**: Evitar produtos lácteos não pasteurizados e assegurar que a carne é bem cozinhada.
- **Higiene e educação**: Sensibilizar a comunidade para os riscos da brucelose e para as práticas de higiene adequadas aquando da manipulação dos animais.

6. Tratamento

- **Antibióticos**: A brucelose é geralmente tratada com antibióticos como a doxiciclina, a rifampicina ou a estreptomicina. É frequentemente necessário um tratamento prolongado para evitar recaídas.
- **Cuidados de suporte**: Em casos graves, pode ser necessário um acompanhamento médico para tratar complicações.

7. Impacto global

- **Prevalência**: A brucelose é considerada uma doença zoonótica emergente, presente em muitas partes do mundo, particularmente no Mediterrâneo, em África, no Médio Oriente e na América Latina.[40]
- **Vigilância epidemiológica**: As autoridades sanitárias monitorizam os casos de brucelose para compreender as epidemias e prevenir as infecções.

A brucelose é uma doença evitável que exige uma vigilância constante em termos de prevenção e controlo. A sensibilização para a transmissão e os métodos de

[40] [5] (J.) COLLINGE & (A.R.) CLARKE, A general model of prion strains and their pathogenecity, Science, 2007, 318, 930-936.

prevenção, bem como a vacinação dos animais, são essenciais para reduzir o risco de infeção. O diagnóstico precoce e o tratamento adequado são cruciais para assegurar a recuperação total e evitar complicações. A colaboração entre os sectores da saúde animal e humana é também essencial na gestão desta doença zoonótica.

Tuberculose: Visão geral e aspectos fundamentais

1. O que é a tuberculose?

A tuberculose (TB) é uma infeção bacteriana contagiosa causada pela bactéria **Mycobacterium tuberculosis**. Afecta principalmente os pulmões, mas também pode afetar outras partes do corpo, como os rins, a coluna vertebral e o cérebro. A tuberculose continua a ser uma das principais causas de morte no mundo, sobretudo nos países de baixo e médio rendimento.

2. Transmissão

- **Transmitida** pelo ar: A tuberculose é transmitida pelo ar quando as pessoas infectadas tossem, espirram ou falam, libertando gotículas que contêm a bactéria. As pessoas próximas podem inalar estas gotículas e contrair a infeção.
- **Contacto prolongado**: A transmissão requer geralmente um contacto próximo e prolongado com uma pessoa infetada, o que torna os ambientes com muita gente mais arriscados.

3. Sintomas

Os sintomas da tuberculose podem variar, mas geralmente incluem :

- Tosse persistente, frequentemente com expetoração sanguinolenta
- Febre
- Suores noturnos
- Perda de peso
- Fadiga
- Dor no peito

Os sintomas podem desenvolver-se lentamente e ser confundidos com outras doenças respiratórias.

4. Diagnóstico

O diagnóstico da tuberculose baseia-se em vários métodos:

- **Prova cutânea (Mantoux)**: Injeção intradérmica de um derivado proteico purificado (PPD) para detetar uma reação imunitária.
- **Análises ao sangue**: Testes como o QuantiFERON ou o T-SPOT para avaliar a resposta imunitária à tuberculose.
- **Radiografia do tórax**: Utilizada para detetar anomalias nos pulmões.
- **Cultura bacteriana**: São colhidas amostras de esputo ou de tecido para fazer uma cultura das bactérias e confirmar o diagnóstico.

5. Prevenção

- **Vacinação**: A vacina BCG (Bacillus Calmette-Guérin) pode oferecer proteção contra formas graves de tuberculose em crianças, mas a sua eficácia é variável.
- **Controlo da infeção**: Medidas como a ventilação adequada, a utilização de máscaras e o isolamento dos casos activos para reduzir a transmissão.
- **Vigilância**: A deteção precoce dos casos e o acompanhamento dos contactos são essenciais para controlar a propagação da doença.

6. Tratamento

- **Antibióticos**: A tuberculose é tratada com uma combinação de antibióticos durante um período de 6 a 9 meses, incluindo geralmente isoniazida, rifampicina, etambutol e pirazinamida.
- **Adesão ao tratamento**: É crucial seguir o curso completo do tratamento para evitar o desenvolvimento de estirpes resistentes aos medicamentos.

7. Impacto global

- **Prevalência**: A tuberculose continua a ser uma ameaça global, com milhões de casos e mortes todos os anos. Os países em desenvolvimento são particularmente afectados.
- **Resistência aos medicamentos** : A emergência de estirpes multirresistentes (MDR-TB) complica o tratamento e exige estratégias específicas de saúde pública.[41]

A tuberculose é uma doença que pode ser prevenida e tratada, mas continua a representar um grande desafio para a saúde pública. A sensibilização, a prevenção, a deteção precoce e o acesso ao tratamento são essenciais para controlar a tuberculose. Uma abordagem integrada, que envolva a colaboração entre os sectores da saúde humana e animal, bem como esforços comunitários, é crucial para reduzir o impacto desta doença em todo o mundo.

Zoonoses parasitárias

Toxoplasmose: Visão geral e aspectos fundamentais

1. O que é a Toxoplasmose?

A toxoplasmose é uma infeção parasitária causada pelo protozoário **Toxoplasma gondii**. Este parasita encontra-se em todo o mundo e pode infetar uma grande variedade de animais, incluindo os seres humanos. Embora muitas vezes assintomática em pessoas saudáveis, a toxoplasmose pode causar complicações graves em pessoas imunocomprometidas e em mulheres grávidas.[42]

2. Transmissão

- **Contacto com fezes de gato**: Os gatos são os hospedeiros definitivos do parasita. A transmissão ocorre frequentemente através do contacto com fezes de gatos infectados ou superfícies contaminadas.

---

[41] (N.D.) WOLFE, (C.P.) DUNAVAN & (J.) DIAMOND, origins of major human infectious diseases, Nature, 447, 279-283, 2007.

[42] [6] AFSSA - Report on H5N1highly pathogenic avian influenza of Asian origin (Relatório sobre a gripe aviária de alta patogenicidade H5N1 de origem asiática), 212 p., 2008 (a publicar).

- **Consumo de alimentos contaminados** : A ingestão de carne crua ou mal cozinhada, bem como de frutos e legumes não lavados, pode também transmitir o parasita.
- **Transmissão congénita**: Uma mulher grávida infetada pode transmitir o parasita ao seu feto, levando a complicações graves.

3. Sintomas

A maioria das pessoas saudáveis não apresenta sintomas, mas quando estes aparecem, podem incluir :

- Febre
- Fadiga
- Dores musculares
- Irritação da garganta
- Gânglios linfáticos inchados

Em pessoas imunocomprometidas (como as que vivem com VIH/SIDA) e em recém-nascidos, a toxoplasmose pode causar sintomas mais graves, como :

- Pneumonia
- Encefalite
- Problemas oculares
- Defeitos congénitos nos bebés

4. Diagnóstico

O diagnóstico da toxoplasmose baseia-se em vários métodos:

- **Análises ao sangue**: Deteção de anticorpos específicos (IgG e IgM) para avaliar a infeção ativa ou anterior.
- **Imagiologia**: Em casos graves, podem ser utilizados exames imagiológicos (como uma TAC ou uma RMN) para detetar lesões cerebrais.

5. Prevenção

- **Higiene** :
    - Lavar as mãos depois de manusear excrementos de gato ou alimentos crus.

- Evitar mudar a areia do gato durante a gravidez ou usar luvas.
- **Cozinhar alimentos**: Cozinhar bem a carne e lavar a fruta e os legumes antes de os comer.
- **Evitar gatos vadios**: Reduzir o risco de exposição evitando gatos não identificados ou vadios.

6. Tratamento

- **Medicamentos antiparasitários**: O tratamento da toxoplasmose pode incluir medicamentos como a pirimetamina e a sulfadiazina, muitas vezes combinados com ácido fólico para reduzir os efeitos secundários.
- **Acompanhamento**: As pessoas imunocomprometidas podem necessitar de tratamento profilático para evitar a infeção.

7. Impacto global

- **Prevalência**: A toxoplasmose é uma infeção comum em todo o mundo, com uma elevada prevalência em muitas populações.
- **Saúde pública**: Embora frequentemente assintomática, a toxoplasmose pode ter um impacto significativo nas mulheres grávidas e nos indivíduos imunocomprometidos, o que a torna uma preocupação de saúde pública.

A toxoplasmose é uma infeção generalizada mas frequentemente negligenciada. A sensibilização para os modos de transmissão e para as medidas preventivas é essencial para reduzir o risco de infeção, em especial nas populações vulneráveis. O diagnóstico precoce e o tratamento adequado são cruciais para gerir esta infeção e prevenir complicações graves. Uma abordagem proactiva que envolva educação e prevenção pode ajudar a reduzir o impacto da toxoplasmose na comunidade.

Doença de Chagas: Visão geral e aspectos fundamentais

1. O que é a doença de Chagas?

A doença de Chagas é uma infeção parasitária causada pelo protozoário **Trypanosoma cruzi**. Foi descrita pela primeira vez pelo médico brasileiro Carlos Chagas em 1909. A doença é principalmente endémica na América Latina, mas é também um risco crescente noutras regiões devido à migração.

2. Transmissão

- **Picadas de insectos**: A doença é transmitida principalmente por insectos triatomíneos, também conhecidos como "percevejos" ou "percevejos triatomíneos". Estes insectos são infectados ao alimentarem-se do sangue de animais ou seres humanos infectados e transmitem o parasita através dos seus excrementos.
- **Transmissão sanguínea**: Também pode ser transmitida por transfusão de sangue, transplante de órgãos ou de mãe para filho durante a gravidez.
- **Consumo de alimentos contaminados**: Em alguns casos, a contaminação de alimentos pelos excrementos de insectos infectados pode também ser uma via de transmissão.

3. Sintomas

A doença de Chagas desenvolve-se em duas fases:

- **Fase aguda**: Esta fase pode durar algumas semanas ou meses e pode ser assintomática. Quando surgem sintomas, estes incluem :
  - Febre
  - Fadiga
  - Dores musculares
  - Inchaço no local da picada (chagoma)
  - Erupção cutânea
- **Fase crónica**: Pode ocorrer anos após a infeção inicial. Cerca de 20-30% das pessoas desenvolvem complicações, tais como :
  - Problemas cardíacos (cardiomiopatia)
  - Perturbações do aparelho digestivo (dilatação do esófago ou do cólon)
  - Problemas neurológicos

4. Diagnóstico

O diagnóstico da doença de Chagas baseia-se em vários métodos:

- **Análises ao sangue**: Deteção do parasita ou de anticorpos específicos no sangue.

- **Exame clínico**: Avaliação dos sintomas e da história de exposição.

5. Prevenção

- **Controlo dos insectos**: Medidas para reduzir a população de insectos triatomíneos, incluindo a melhoria das condições de alojamento e a utilização de insecticidas.
- **Educação**: Sensibilizar as populações de risco para os modos de transmissão e as medidas de prevenção.
- **Rastreio**: Rastreio dos dadores de sangue e das mulheres grávidas para reduzir a transmissão.

6. Tratamento

- **Antiparasitários**: Para tratar a infeção, sobretudo na fase aguda, são utilizados medicamentos como o benznidazol e o nifurtimox.
- **Cuidados sintomáticos**: Na fase crónica, o tratamento centra-se no controlo dos sintomas e das complicações, em especial dos problemas cardíacos.

7. Impacto global

- **Prevalência**: A doença de Chagas afecta milhões de pessoas, principalmente na América Latina, mas há casos registados noutras regiões, incluindo os Estados Unidos e a Europa, em resultado da migração.
- **Peso da doença**: A doença representa um peso significativo para a saúde pública, particularmente nas comunidades de risco.

A doença de Chagas é uma infeção parasitária evitável e tratável, mas continua a representar um desafio para a saúde pública em muitas regiões. A sensibilização para os modos de transmissão, a prevenção e a deteção precoce são essenciais na luta contra esta doença. Uma abordagem integrada, que envolva esforços comunitários e colaboração entre os sectores da saúde humana e animal, é crucial para reduzir o impacto da doença de Chagas e proteger as populações vulneráveis.

Equinococose: Visão geral e aspectos fundamentais

1. O que é a equinococose?

A equinococose é uma infeção parasitária causada por ténias do género **Echinococcus**. As duas principais espécies responsáveis pela doença no ser humano são **Echinococcus granulosus** e **Echinococcus multilocularis**. Esta infeção pode provocar a formação de quistos em vários órgãos, nomeadamente no fígado e nos pulmões.

2. Transmissão

- **Contacto com animais infectados**: A equinococose é transmitida principalmente através do contacto com animais infectados, sobretudo cães e outros carnívoros. Os animais excretam os ovos do parasita nas suas fezes.
- **Ingestão de ovos**: Os seres humanos podem ser infectados através da ingestão de ovos presentes em alimentos, água ou superfícies contaminadas, frequentemente através da manipulação de animais ou dos seus excrementos.
- **Transmissão ambiental**: Os ovos podem sobreviver no ambiente, particularmente no solo ou nas plantas, aumentando o risco de infeção.

3. Sintomas

Os sintomas da equinococose dependem da localização e do tamanho dos quistos. As formas da doença incluem :

- **Equinococose cística (E. granulosus)** :
  - Os quistos permanecem geralmente assintomáticos durante anos.
  - Os sintomas podem incluir dor abdominal, náuseas e sintomas de compressão de órgãos.
- **Equinococose alveolar (E. multilocularis)** :
  - Forma mais agressiva, frequentemente confundida com cancro do fígado.
  - Os sintomas incluem dor abdominal, perda de peso, iterícia e ascite (acumulação de líquido no abdómen).

4. Diagnóstico

O diagnóstico da equinococose baseia-se em vários métodos:

- **Imagiologia**: Ultra-sons, tomografia computorizada (TC) ou ressonância magnética (RM) para detetar quistos nos órgãos.
- **Análises ao sangue**: Deteção de anticorpos específicos contra o parasita.
- **Biópsia**: Em alguns casos, pode ser necessária uma biópsia para confirmar o diagnóstico.

5. Prevenção

- **Educação e sensibilização**: Informar as populações de risco sobre os modos de transmissão e as medidas de prevenção.
- **Higiene**: Lavar as mãos depois de manusear os animais e evitar o consumo de alimentos ou água potencialmente contaminados.[43]
- **Controlo de animais**: Impedir que os cães entrem em áreas onde são mantidos animais de criação e tratar os animais de estimação de infecções parasitárias.

6. Tratamento

- **Cirurgia**: Em muitos casos, a remoção cirúrgica dos quistos é o tratamento de eleição.
- **Medicamentos antiparasitários**: Podem ser utilizados medicamentos como o albendazol ou o mebendazol, mas não substituem a cirurgia para quistos estabelecidos.

7. Impacto global

- **Prevalência**: A equinococose é mais comum em zonas rurais e agrícolas, particularmente na América do Sul, Europa, Ásia e África.
- **Carga da doença**: Trata-se de um problema de saúde pública devido às complicações que pode causar e ao seu impacto económico nos sistemas de saúde.

A equinococose é uma infeção parasitária que pode ser evitada, mas exige uma vigilância permanente em termos de prevenção e controlo. A sensibilização para o risco de infeção, as medidas de higiene e o tratamento adequado dos animais de companhia são essenciais para reduzir a

---

[43] (N.D.) WOLFE, (C.P.) DUNAVAN & (J.) DIAMOND, origins of major human infectious diseases, Nature, 447, 279-283, 2007.

incidência desta doença. O diagnóstico precoce e o tratamento adequado são cruciais para minimizar as complicações e melhorar os resultados dos doentes. Uma abordagem integrada que envolva a saúde pública, a criação de animais e a educação da comunidade é essencial para combater a equinococose.

Cisticercose

Cisticercose: Visão geral e aspectos fundamentais

1. O que é a cisticercose?

A cisticercose é uma infeção parasitária causada pela larva da ténia *Taenia solium*, também conhecida como ténia do porco. Esta doença ocorre quando os seres humanos ingerem ovos deste parasita, muitas vezes através de alimentos ou água contaminados.

2. Transmissão

- **Ingestão de ovos**: A transmissão ocorre principalmente através da ingestão *de* ovos *de Taenia solium*, que podem ser encontrados em alimentos ou água contaminados com excrementos humanos.
- **Contacto com porcos infectados**: Os porcos podem albergar a ténia adulta e a ingestão de carne mal cozinhada também pode ser uma fonte de infeção.

3. Ciclo de vida

1. **Ingestão de** ovos: Quando os seres humanos ingerem ovos, estes desenvolvem-se em larvas e entram na corrente sanguínea.
2. **Formação de quistos** : As larvas migram para vários tecidos, nomeadamente o cérebro, os olhos e os músculos, onde formam quistos.
3. **Quistos**: Estes quistos podem permanecer assintomáticos durante anos, mas também podem causar sintomas graves.

4. Sintomas

Os sintomas da cisticercose dependem da localização dos quistos. As formas mais comuns incluem :

- **Neurocisticercose** (quistos no cérebro) :
  - Convulsões
  - Dores de cabeça
  - Sintomas neurológicos (confusão, problemas de equilíbrio, etc.)
- **Quistos noutros tecidos** :
  - Dores musculares
  - Inchaço localizado

5. Diagnóstico

O diagnóstico da cisticercose baseia-se em vários métodos:

- **Imagiologia médica** :
  - **Ressonância magnética ou TAC**: para visualizar quistos no cérebro ou noutros órgãos.
- **Análises ao sangue**: pesquisa de anticorpos específicos contra a *Taenia solium*.
- **Historial médico**: Avaliação do historial de consumo de carne de porco mal cozinhada ou de potencial exposição a excrementos humanos.

6. Prevenção

- **Higiene**: práticas de higiene rigorosas, incluindo a lavagem das mãos e a gestão adequada dos excrementos humanos.
- **Segurança alimentar**: Carne de porco totalmente cozinhada e evitar comer produtos não cozinhados.
- **Educação**: Sensibilizar as populações de risco para os modos de transmissão e as medidas de prevenção.

7. Tratamento

- **Medicamentos antiparasitários**: Podem ser utilizados medicamentos como o albendazol ou o praziquantel para tratar infecções.
- **Tratamento dos sintomas**: Em casos de neurocisticercose, podem ser necessários medicamentos anti-epilépticos para controlar as convulsões.
- **Cirurgia**: Em alguns casos, pode ser necessária uma cirurgia para remover os quistos, especialmente se estiverem a causar sintomas graves.

8. Impacto global

- **Prevalência**: A cisticercose é comum em regiões onde a higiene é deficiente e o consumo de carne de porco é elevado, particularmente na América Latina, África e Ásia.
- **Saúde pública**: Representa um importante problema de saúde pública, particularmente devido às complicações neurológicas associadas à neurocisticercose.

A cisticercose é uma infeção parasitária que pode ser prevenida, mas continua a ser um desafio para a saúde pública em muitas partes do mundo. A prevenção baseia-se em práticas de higiene rigorosas, segurança alimentar adequada e educação das populações em risco. O diagnóstico precoce e o tratamento adequado são cruciais para minimizar as complicações e melhorar os resultados dos pacientes.

Leishmaniose: Visão geral e aspectos fundamentais

1. O que é a leishmaniose?

A leishmaniose é uma doença parasitária causada por protozoários do género *Leishmania*. É transmitida aos seres humanos através da picada de flebótomos, insectos semelhantes a mosquitos. A leishmaniose tem várias formas clínicas, sendo as mais comuns a leishmaniose cutânea e a leishmaniose visceral.

2. Transmissão

- **Vetor**: A transmissão ocorre principalmente através da picada de moscas da areia infectadas.
- **Reservatórios animais**: Os reservatórios da doença incluem vários animais, nomeadamente cães, roedores e outros mamíferos.

3. Formas de leishmaniose

a. Leishmaniose cutânea

- **Sintomas** :
  - Lesões cutâneas, frequentemente sob a forma de úlceras.
  - Erupções cutâneas que podem ser dolorosas.
  - Pode causar cicatrizes.

b. Leishmaniose visceral (Kala-azar)

- **Sintomas** :
  - Febre prolongada.
  - Perda de peso significativa.
  - Anemia.
  - Esplenomegalia (aumento do baço) e hepatomegalia (aumento do fígado).
  - Pode ser fatal se não for tratada.

4. Diagnóstico

O diagnóstico da leishmaniose baseia-se em vários métodos:

- **Exame clínico**: Avaliação dos sintomas e história de picadas de flebotomíneos.

- **Testes laboratoriais** :
  - **Cultura**: cultura do parasita a partir de lesões cutâneas ou de amostras de sangue.
  - **Biópsia**: Biópsia de lesões cutâneas ou de órgãos internos para identificar o parasita.
  - **Análises ao sangue**: testes serológicos para detetar anticorpos específicos.

5. Prevenção

- **Controlo dos vectores**: medidas destinadas a reduzir a população de flebótomos, como a utilização de repelentes, a melhoria das habitações e a utilização de redes mosquiteiras.
- **Educação**: Sensibilizar as populações de risco para os modos de transmissão e as medidas de prevenção.
- **Proteção dos animais**: Monitorização e tratamento dos animais de companhia para reduzir o risco de transmissão.[44]

6. Tratamento

- **Medicamentos antiparasitários** :
  - **Os antimoniais** (como o estibogluconato de sódio) são frequentemente utilizados para tratar a leishmaniose visceral e cutânea.

[44] (N.D.) WOLFE, (C.P.) DUNAVAN & (J.) DIAMOND, origins of major human infectious diseases, Nature, 447, 279-283, 2007.

- ◦ **Anfotericina B**: Utilizada em casos graves, particularmente na leishmaniose visceral.
- ◦ **Miltefosina**: Um medicamento oral para o tratamento de certas formas de leishmaniose.
- **Cuidados de apoio**: Em casos graves, pode ser necessária hospitalização para monitorização e tratamento intensivos.

7. Impacto global

- **Prevalência**: A leishmaniose é endémica em muitas partes do mundo, especialmente na América Latina, África, Ásia e sul da Europa.
- **Saúde pública**: Trata-se de um grave problema de saúde pública, sobretudo nas zonas rurais e entre as populações vulneráveis.

Vale a pena conhecer: A leishmaniose é uma doença parasitária evitável e tratável, mas que requer uma atenção especial em termos de prevenção, sensibilização e tratamento. A cooperação internacional e os esforços de saúde pública são essenciais para controlar a propagação desta doença e proteger as populações em risco. O diagnóstico precoce e o tratamento adequado são cruciais para melhorar os resultados dos doentes e reduzir a morbilidade associada a esta infeção.[45]

Giardíase: Visão geral e aspectos fundamentais

1. O que é a Giardíase?

A giardiose é uma infeção intestinal causada pelo protozoário *Giardia lamblia* (ou *Giardia intestinalis*). Esta doença é uma das causas mais comuns de diarreia em todo o mundo, afectando tanto crianças como adultos.[46]

---

[45] Agência Canadiana de Inspeção Alimentar. (2003b). Relatório anual, Questionário FAO/OIE/OMS - 2003, Canadá, Relatório apresentado ao Gabinete Internacional das Epizootias. Acessível em 22 de fevereiro de 2006 em www.inspection.gc.ca/francais/anima/surv/ 2003oief. shtml

[46] Agência Canadiana de Inspeção Alimentar. (2005). Hantavirus pulmonary syndrome. Acedido a 18 de outubro de 2005 em www.inspection.gc.ca/francais/anima/heasan/disemala/ hanta/hantafsf.shtml

2. Transmissão

- **Via fecal-oral**: A giardiose é transmitida principalmente pela ingestão *de* quistos *de Giardia*, presentes em :
  - Água contaminada (nascentes, rios ou água não tratada).
  - Alimentos contaminados.
  - Contacto com superfícies ou objectos contaminados.
- **Contacto pessoa a pessoa**: Pode também ocorrer em ambientes colectivos, como creches ou instituições.

3. Sintomas

Os sintomas da giardíase podem variar de pessoa para pessoa e podem aparecer 1 a 3 semanas após a infeção. Estes incluem:

- Diarreia (pode ser aquosa e com mau cheiro)
- Dores e cãibras abdominais
- Inchaço
- Náuseas
- Fadiga
- Perda de peso
- Má absorção de nutrientes

Algumas pessoas podem ser assintomáticas, mas ainda assim podem transmitir a infeção.

4. Diagnóstico

O diagnóstico da giardíase baseia-se em vários métodos:

- **Análise das fezes**: Identificação de quistos ou trofozoítos *de Giardia* em amostras de fezes.
- **Testes laboratoriais**: Podem ser efectuados testes específicos, como a PCR (reação em cadeia da polimerase) para detetar o ADN do parasita.

5. Prevenção

- **Higiene** :
  - Lavar as mãos regularmente, especialmente antes de comer e depois de usar a casa de banho.
  - Evite beber água não tratada ou gelo feito com água potencialmente contaminada.
- **Segurança alimentar** :

- Lavar bem a fruta e os legumes antes de os comer.
- Cozinhar os alimentos a temperaturas adequadas para matar os parasitas.

- **Educação**: Sensibilizar as populações de risco para os modos de transmissão e as medidas de prevenção.

6. Tratamento

- **Medicamentos antiparasitários** :
  - **O Metronidazol**, o **Tinidazol** e **a Nitazoxanida** são normalmente prescritos para tratar a giardíase.
- **Hidratação**: É essencial manter uma boa hidratação, especialmente em casos de diarreia grave.

7. Impacto global

- **Prevalência**: A giardiose é particularmente comum em zonas onde a higiene é deficiente e o acesso à água potável é limitado. É também comum em zonas de campismo e em ambientes rurais.
- **Saúde pública**: Embora geralmente não seja fatal, a giardíase pode levar a complicações, particularmente em indivíduos imunocomprometidos e crianças pequenas.

A giardiose é uma infeção intestinal evitável e tratável, mas requer uma atenção especial em termos de prevenção, sensibilização e tratamento. A manutenção de boas práticas de higiene e de segurança alimentar é essencial para reduzir o risco de transmissão. O diagnóstico precoce e o tratamento adequado podem aliviar os sintomas e melhorar os resultados dos doentes.

Balanocefalose: Visão geral e aspectos fundamentais

1. O que é a balanocefalose?

A balanocefalose, também conhecida por **bilanocefalose**, é uma infeção parasitária causada por vermes chatos do género *Echinococcus*, nomeadamente *Echinococcus granulosus* e *Echinococcus multilocularis*. A doença caracteriza-se pela formação de quistos em vários órgãos, principalmente no fígado e nos pulmões.[47]

2. Transmissão

- **Ciclo de vida**: Os seres humanos actuam como hospedeiros intermediários. A transmissão ocorre principalmente através da ingestão *de* ovos *de Echinococcus*, que podem ser encontrados em :
  - Excrementos de cães ou de outros animais infectados (principais reservatórios).
  - Alimentos ou água contaminados.

3. Tipos de equinococose

Existem dois tipos principais de equinococose:

a. Equinococose cística (Echinococcus granulosus)

- **Quistos** : Forma de quistos hidáticos nos órgãos internos.
- **Sintomas**: Frequentemente assintomáticos no início; os sintomas podem aparecer quando os quistos se tornam grandes, causando dor abdominal, iterícia ou sintomas respiratórios, dependendo da sua localização.

b. Equinococose alveolar (Echinococcus multilocularis)

- **Quistos** : Forma quistos mais invasivos, semelhantes a tumores, que podem espalhar-se localmente.
- **Sintomas**: Podem incluir dor abdominal, perda de peso e sintomas hepáticos semelhantes aos de um tumor maligno.

4. Diagnóstico

O diagnóstico da balanocefalose baseia-se em vários métodos:

- **Imagiologia médica** :
  - Ecografia, TAC (tomografia computorizada) ou **RMN** para visualizar os quistos nos órgãos.
- **Análises ao sangue**: pesquisa de anticorpos específicos contra o *Echinococcus*.

---

[47] Agência Canadiana de Inspeção Alimentar. (2003a). Rabies. Acedido a 2 de novembro de 2005 em www.inspection.gc.ca/ english/anima/heasan/disemala/rabrag/rabragfsf.shtml

- **História clínica**: Avaliação da história de exposição a animais infectados ou a ambientes contaminados.

5. Prevenção

- **Higiene**: Lavar as mãos depois de manusear animais ou excrementos de animais.
- **Educação**: Sensibilizar as populações de risco, nomeadamente os criadores de cães, para os modos de transmissão.
- **Controlo dos animais**: desparasitação regular de cães e outros animais de estimação.

6. Tratamento

- **Medicamentos antiparasitários** :
  - **Albendazol** ou **Mebendazol** para tratar a infeção.
- **Cirurgia**: Em muitos casos, pode ser necessária uma cirurgia para remover os quistos, especialmente se houver complicações.

7. Impacto global

- **Prevalência**: A balanocefalose é mais comum em zonas rurais e entre pessoas em contacto próximo com animais infectados, particularmente em partes da Europa, Ásia e África.
- **Saúde pública**: Embora seja frequentemente evitável, pode ter consequências graves, sobretudo se não for diagnosticada e tratada rapidamente.[48]

A balanocefalose é uma infeção parasitária grave mas evitável, que exige esforços de sensibilização, educação e prevenção. A manutenção de boas práticas de higiene e o diagnóstico precoce são essenciais para reduzir o risco de infeção e melhorar os resultados dos doentes. Uma abordagem proactiva da gestão das populações animais e dos ambientes contaminados é crucial para controlar esta doença.

---

[48] Agência de Saúde Pública do Canadá (2006). Notifiable Diseases Online - Rabies (Doenças de notificação obrigatória on-line - Raiva). Acedido a 22 de fevereiro de 2006 em http://dsol-smed.phac aspc.gc.ca/dsol-smed/ ndis/disease2/ rabi_e.html

Filariose: Visão geral e aspectos fundamentais

1. O que é a filariose?

A filariose é uma infeção parasitária causada por vermes redondos (nemátodos) pertencentes ao género *Wuchereria*, *Brugia* e outros. Estes parasitas são transmitidos aos seres humanos através da picada de insectos vectores, principalmente mosquitos.[49]

2. Tipos de filariose

Existem várias formas de filariose, sendo a mais comum a :

a. Filariose linfática

- **Agentes patogénicos**: *Wuchereria bancrofti*, *Brugia malayi.*
- **Transmissão**: Picadas de mosquitos infectados.
- **Sintomas** :
  - Inchaço dos membros (elefantíase).
  - Dor nos gânglios linfáticos.
  - Febre.
  - Inflamação dos tecidos.

b. Oncocercose (cegueira dos rios)

- **Agente patogénico**: *Onchocerca volvulus.*
- **Transmissão**: Picadas de mosca negra (Simulium).
- **Sintomas** :
  - Comichão intensa.
  - Lesões cutâneas.
  - Cegueira devido a infecções oculares.

c. Loasis (Loa loa filariasis)

- **Agente patogénico**: *Loa loa.*
- **Transmissão**: Picadas de moscas-dos-papagaios (Chrysops).
- **Sintomas** :
  - Migração visível de vermes sob a pele.
  - Inflamação dos olhos (conjuntivite) e dores nas articulações.

---

[49] Agência de Saúde Pública do Canadá (2005a). Informação sobre doenças - Malária. Acedido em 20 de outubro de 2005 em www. phac-aspc.gc.ca/tmp-pmv/info/pal_mal_e.html

3. Diagnóstico

O diagnóstico da filariose baseia-se em vários métodos:

- **Análise de sangue**: Deteção de microfilárias no sangue, geralmente por uma técnica de gota espessa ou de concentração.
- **Imagiologia médica**: Ultra-sons para visualizar os vermes adultos, nomeadamente no caso da filariose linfática.
- **Testes laboratoriais**: Biópsias de tecidos ou amostras de pele para identificação de vermes.

4. Prevenção

- **Controlo dos vectores**: Redução da população de mosquitos e moscas com recurso a insecticidas e medidas de saneamento.
- **Proteção pessoal**: Utilização de redes mosquiteiras, repelentes e vestuário comprido para evitar as picadas.
- **Educação**: Sensibilizar as populações de risco para os modos de transmissão e as medidas de prevenção.

5. Tratamento

- **Medicamentos antiparasitários** :
  - **Dietilcarbamazina (DEC)**: Utilizada para tratar a filariose linfática.
  - **Ivermectina**: Utilizada para a oncocercose e, por vezes, para outras formas.
  - **Albendazol**: Pode ser utilizado em combinação com outros tratamentos.
- **Cuidados de apoio**: Nos casos de elefantíase, pode ser necessário um tratamento para reduzir o inchaço e melhorar a qualidade de vida.

6. Impacto global

- **Prevalência**: A filariose é endémica em muitas regiões tropicais e subtropicais, afectando milhões de pessoas em todo o mundo, particularmente em África, na Ásia e na América do Sul.
- **Saúde pública**: Embora não seja frequentemente fatal, a filariose pode causar incapacidade significativa, afectando a qualidade de vida e a produtividade das pessoas infectadas.

7. Conclusão

A filariose é uma doença parasitária evitável e tratável, mas requer uma atenção especial em termos de prevenção, educação e tratamento. O controlo dos vectores, as boas práticas de higiene e uma maior sensibilização são essenciais para reduzir o risco de infeção. O diagnóstico precoce e o tratamento adequado são cruciais para melhorar os resultados dos doentes e minimizar as complicações associadas a esta doença.[50]

Esquistossomose: Visão geral e aspectos fundamentais

1. O que é a esquistossomose?

A esquistossomose, também conhecida como bilharziose, é uma infeção parasitária causada por vermes do género *Schistosoma*. A doença é endémica em muitas regiões tropicais e subtropicais, afectando milhões de pessoas em todo o mundo.

2. Transmissão

- **Ciclo de vida**: A transmissão ocorre principalmente através do contacto com água doce contaminada por larvas de esquistossoma (cercárias), que penetram na pele das pessoas que nadam ou se banham em água infetada.
- **Hospedeiros intermediários**: Os caracóis de água doce actuam como hospedeiros intermediários, albergando as larvas antes de estas serem libertadas na água.

3. Tipos de esquistossomose

Existem várias espécies de esquistossomas, mas as mais comuns são :

a. Schistosoma mansoni

- **Localização**: África, América do Sul, Caraíbas.
- **Sintomas** :
  - Diarreia, dores abdominais e hemorróidas.

[50] Agência de Saúde Pública do Canadá (2005b). News briefs for infectious diseases. Acessível em 11 de novembro de 2005 em www.phac-aspc.gc.ca/bid bmi/dsddsm/ nb-ab/index_e. html

- Pode provocar complicações hepáticas.

b. Schistosoma haematobium

- **Localização**: África, Médio Oriente.
- **Sintomas** :
  - Sangue na urina (hematúria).
  - Dor ao urinar e infecções do trato urinário.

c. Schistosoma japonicum

- **Localização**: Ásia Oriental (China, Filipinas).
- **Sintomas** :
  - Semelhante ao *S. mansoni*, mas também pode causar complicações gastrointestinais.

4. Sintomas

Os sintomas da esquistossomose podem variar consoante a fase da infeção:

- **Fase aguda** (4 a 6 semanas após a exposição) :
  - Reação alérgica: comichão, erupção cutânea, febre e dores musculares.
- **Fase crónica** :
  - Sintomas relacionados com o órgão afetado (fígado, intestinos, bexiga).
  - Dor abdominal, diarreia, sangue nas fezes ou na urina e complicações hepáticas.

5. Diagnóstico

O diagnóstico da esquistossomose baseia-se em vários métodos:

- **Análise das fezes ou da urina**: Deteção de ovos de esquistossoma nas amostras.
- **Análises ao sangue**: Pesquisa de anticorpos ou antigénios específicos.
- **Imagiologia médica**: Ultrassom ou tomografia computadorizada para avaliar a lesão de órgãos.

6. Prevenção

- **Evitar o contacto com água contaminada**: Evitar nadar ou tomar banho em água doce suspeita de estar contaminada.
- **Saneamento** : Melhoria das instalações sanitárias para reduzir a contaminação.
- **Educação**: Sensibilizar o público para os riscos e as medidas de prevenção.

7. Tratamento

- **Medicamentos antiparasitários** :
  - **Praziquantel**: O principal tratamento para todas as formas de esquistossomose, eficaz para matar os vermes adultos.
- **Cuidados de apoio**: Tratamento de complicações relacionadas com os órgãos afectados e gestão dos sintomas.

8. Impacto global

- **Prevalência**: A esquistossomose é endémica em cerca de 78 países, afectando mais de 200 milhões de pessoas, principalmente em África, na Ásia e na América do Sul.[51]
- **Saúde pública**: É considerado um problema de saúde importante, contribuindo para a morbilidade e tendo um impacto no desenvolvimento económico das regiões afectadas.

A esquistossomose é uma doença parasitária evitável e tratável, mas requer uma atenção especial em termos de prevenção, educação e tratamento. O controlo dos vectores, a melhoria das infra-estruturas de saúde e uma maior sensibilização são essenciais para reduzir o risco de infeção. O diagnóstico precoce e o tratamento adequado são cruciais para minimizar as complicações e melhorar os resultados dos doentes.

Anisakidosis: Visão geral e aspectos fundamentais

1. O que é a anisakidose?

A anisakidose é uma infeção parasitária causada por larvas de vermes nemátodos do género *Anisakis*, que se encontram

---

[51] Agência de Saúde Pública do Canadá (2005d). Notifiable diseases online. Acedido a 3 de novembro de 2005 em http://dsol-smed.phac-aspc.gc.ca/dsol smed/ndis/ list_e. html#tab2<

principalmente em peixes e mariscos. Esta doença pode causar sintomas gastrointestinais nos seres humanos após a ingestão de peixe cru ou mal cozinhado.

2. Transmissão

- **Consumo de peixe contaminado** : A infeção ocorre principalmente através da ingestão de larvas *de Anisakis* presentes no :
  - Peixe cru ou mal cozinhado (como o arenque, a cavala e o salmão).
  - Marisco, especialmente lulas.

3. Sintomas

Os sintomas da anisakidose podem aparecer algumas horas após a ingestão de larvas infectadas:

- **Sintomas gastrointestinais** :
  - Dor abdominal aguda.
  - Náuseas e vómitos.
  - Diarreia.
  - Sensação de desconforto.
- **Reacções alérgicas**: Em alguns casos, a infeção pode causar reacções alérgicas, tais como comichão na pele ou erupções cutâneas.

4. Diagnóstico

O diagnóstico da anisakidose baseia-se em vários métodos:

- **História alimentar**: Avaliação da história de consumo de peixe cru ou mal cozinhado.
- **Imagiologia médica**: ultra-sons, TAC ou endoscopia para visualizar as larvas no trato digestivo.
- **Análises ao sangue**: pesquisa de anticorpos específicos contra o *Anisakis*.

5. Prevenção

- **Instruções de cozedura**: Cozinhar o peixe a uma temperatura de, pelo menos, 63°C (145°F) para matar as larvas.

- **Congelação**: Congelar o peixe a -20°C (-4°F) durante pelo menos 7 dias antes de o comer cru, o que mata as larvas.
- **Educação**: Sensibilizar os consumidores para os riscos associados ao consumo de peixe cru.

6. Tratamento

- **Sintomático**: O tratamento é geralmente sintomático, incluindo analgésicos para aliviar a dor abdominal.
- **Intervenção médica**: Em casos graves, pode ser necessária uma endoscopia para remover as larvas.

7. Impacto global

- **Prevalência**: A anisakidose é mais comum em regiões onde o consumo de peixe cru é comum, como o Japão, a Europa e a América do Norte.
- **Saúde pública**: Embora a anasacidose seja geralmente benigna, pode levar a complicações em casos raros, exigindo atenção médica.

8. Conclusão

A anisakidose é uma infeção parasitária que pode ser prevenida através de práticas adequadas de segurança alimentar. A cozedura adequada do peixe e a sensibilização dos consumidores são essenciais para prevenir esta doença. Um diagnóstico rápido e um tratamento adequado podem aliviar os sintomas e evitar complicações.

Zoonoses fúngicas

Histoplasmose: Visão geral e aspectos fundamentais

1. O que é a Histoplasmose?

A histoplasmose é uma infeção fúngica causada pelo fungo **Histoplasma capsulatum**. Este fungo encontra-se principalmente no solo, frequentemente associado a excrementos de aves ou morcegos. A infeção é comum em certas regiões dos Estados Unidos e noutras partes do mundo.

2. Transmissão

- **Inalação de esporos de fungos**: A transmissão ocorre principalmente através da inalação de esporos microscópicos (conídios) presentes no ar, frequentemente quando o solo é perturbado (por exemplo, durante trabalhos de construção ou jardinagem).
- **Ambiente contaminado**: As zonas onde vivem aves ou morcegos estão em risco, uma vez que os detritos destes animais podem transportar o fungo.

3. Sintomas

Os sintomas da histoplasmose podem variar consideravelmente, desde formas assintomáticas a infecções graves:

- **Forma aguda** :
  - Febre
  - Tosse seca
  - Dor no peito
  - Fadiga
  - Arrepios
- **Forma crónica**: Pode assemelhar-se à tuberculose, com sintomas como :
  - Tosse persistente
  - Expetoração de muco ou sangue
  - Perda de peso
  - Suores noturnos
- **Forma disseminada**: Ocorre principalmente em indivíduos imunocomprometidos e pode afetar vários órgãos. Os sintomas podem incluir :
  - Febre alta
  - Anemia
  - Problemas respiratórios graves

4. Diagnóstico

O diagnóstico da histoplasmose é efectuado por vários métodos:

- **Análises ao sangue**: Deteção de anticorpos específicos ou antigénios fúngicos no sangue ou na urina.
- **Imagiologia**: radiografia ou tomografia computorizada (TC) para avaliar os pulmões.
- **Cultura**: cultivo do fungo a partir de amostras de sangue, muco ou tecido.

5. Prevenção

- **Evitar zonas de risco**: Limitar a exposição a ambientes onde é provável que o fungo esteja presente, como zonas de construção ou grutas.
- **Proteção pessoal**: Utilizar máscaras e vestuário de proteção quando trabalhar em áreas potencialmente contaminadas.
- **Educação**: Sensibilizar as populações de risco para os modos de transmissão e as medidas de prevenção.

6. Tratamento

- **Antifúngicos**: O tratamento da histoplasmose aguda ou crónica pode incluir medicamentos antifúngicos como o itraconazol ou o voriconazol. Em casos graves, podem ser necessários medicamentos como a anfotericina B.
- **Cuidados de suporte**: Em casos graves, pode ser necessária a hospitalização para monitorizar e gerir as complicações.

7. Impacto global

- **Prevalência**: A histoplasmose é mais comum em regiões dos Estados Unidos, como Ohio e Mississippi, bem como em partes da América Latina e da Ásia.
- **Saúde pública**: Embora frequentemente benigna, a histoplasmose pode ter consequências graves em indivíduos imunocomprometidos, o que a torna uma preocupação de saúde pública.

8. Conclusão

A histoplasmose é uma infeção fúngica evitável e tratável, mas requer sensibilização e medidas preventivas adequadas. O conhecimento dos riscos e dos ambientes de risco, bem como a utilização de proteção adequada, são essenciais para reduzir a incidência desta doença. O diagnóstico precoce e o tratamento adequado são cruciais para melhorar os resultados para os doentes, especialmente os de alto risco. Uma abordagem integrada que envolva a educação e a saúde pública é essencial para combater eficazmente a histoplasmose.

Criptococose: Visão geral e aspectos fundamentais

1. O que é a criptococose?

A criptococose é uma infeção fúngica causada pelo fungo **Cryptococcus neoformans** e, menos frequentemente, pelo **Cryptococcus gattii**. Esta doença está principalmente associada a indivíduos imunocomprometidos, particularmente os que vivem com VIH/SIDA, mas também pode afetar indivíduos saudáveis.

2. Transmissão

- **Inalação de esporos**: A transmissão ocorre principalmente através da inalação de esporos de fungos presentes no ambiente, frequentemente em locais onde se encontram excrementos de pombos ou de outras aves.
- **Factores ambientais**: O fungo está amplamente presente no solo e na matéria orgânica em decomposição.

3. Sintomas

Os sintomas da criptococose podem variar consideravelmente, dependendo da localização da infeção:

- **Criptococose pulmonar** :
  - Tosse persistente
  - Febre
  - Dor no peito
  - Falta de ar
- **Meningite criptocócica** : Esta é a forma mais grave, que pode levar a complicações graves:
  - Dores de cabeça fortes
  - Pescoço rígido
  - Febre
  - Confusão ou alteração do estado mental
  - Fotofobia (sensibilidade à luz)
- **Infeção cutânea**: Podem ocorrer lesões cutâneas, mas são menos frequentes.

4. Diagnóstico

O diagnóstico da criptococose baseia-se em vários métodos:

- **Análises ao sangue**: Deteção de antigénios específicos no sangue ou no líquido cefalorraquidiano (LCR).
- **Cultura**: Cultura do fungo a partir de amostras de pulmão, LCR ou outras amostras.
- **Imagiologia**: Radiografia ou tomografia computorizada (TC) para avaliar os pulmões e detetar eventuais lesões.

5. Prevenção

- **Controlo da exposição**: Evitar ambientes de alto risco, especialmente aqueles em que estão presentes excrementos de aves.
- **Monitorização de pessoas em risco**: As pessoas imunocomprometidas devem ser monitorizadas de perto para detetar sinais de infeção.
- **Tratamento preventivo**: As pessoas que vivem com VIH/SIDA podem beneficiar de tratamento profilático para prevenir a infeção.[52]

6. Tratamento

- **Antifúngicos**: O tratamento da criptococose envolve geralmente medicamentos antifúngicos, tais como :
  - **Anfotericina B**: Utilizada para infecções graves.
  - **Flucitosina**: Frequentemente administrada em associação com anfotericina.
  - **Fluconazol**: Utilizado para tratamento de manutenção após uma infeção inicial.
- **Cuidados de suporte**: Em casos graves, pode ser necessária hospitalização para monitorizar e tratar complicações.

7. Impacto global

- **Prevalência**: A criptococose é uma infeção fúngica comum, particularmente entre pessoas imunocomprometidas em todo o mundo.

---

[52] Bouden M., Moulin, B., Gosselin, P., Back, C., Doyon, B., Gingras, D. & Lebel, G. (2005). Geo-simulação da infeção pelo vírus do Nilo Ocidental em função do clima: uma ferramenta de gestão dos riscos para a saúde pública. Conferência C-CIARN 2005. Adaptação às alterações climáticas no Canadá 2005: Compreensão dos riscos e reforço das capacidades. Montreal. 4-7 de maio de 2005.

- **Saúde pública**: Trata-se de um problema de saúde pública, especialmente nos países em desenvolvimento onde o VIH/SIDA está mais disseminado.

8. Conclusão

A criptococose é uma infeção fúngica evitável e tratável, mas requer uma maior consciencialização e medidas preventivas, particularmente para as populações em risco.[53] O diagnóstico precoce e o tratamento adequado são cruciais para melhorar os resultados dos doentes. Uma abordagem integrada que envolva a saúde pública, a educação e a investigação é essencial para combater esta doença e reduzir o seu impacto na saúde mundial.

Candidíase

Candidíase: Visão geral e aspectos fundamentais

1. O que é a candidíase?

A candidíase é uma infeção fúngica causada por fungos do género *Candida*, em particular *Candida albicans*. Embora *a Candida* seja uma parte normal da flora microbiana humana, a proliferação excessiva pode levar à infeção.

2. Tipos de candidíase

A candidíase pode assumir várias formas, incluindo :

a. Candidíase oral (aftas)

- **Sintomas**: Lesões brancas na boca, dor e dificuldade em engolir.
- **População de risco**: Bebés, pessoas imunocomprometidas e pessoas com próteses dentárias.

b. Candidíase vaginal

- **Sintomas**: Comichão, corrimento vaginal espesso e branco, dor durante a relação sexual.

[53] Binder S., A M Levitt, e J M Hughes (1999). Preventing emerging infectious diseases as we enter the 21st century: CDC's strategy (Prevenção de doenças infecciosas emergentes à medida que entramos no século XXI: a estratégia do CDC). Public Health Rep. Mar-Abr; 114(2): 130- 134.

- **Factores de risco**: Utilização de antibióticos, gravidez, diabetes e sistemas imunitários enfraquecidos.

c. Candidíase sistémica

- **Sintomas**: Infeção grave que pode afetar vários órgãos, provocando febre, arrepios e deterioração do estado geral.
- **População de risco**: Doentes hospitalizados, com dispositivos intravenosos ou imunocomprometidos.

3. Transmissão

- **Endógena**: A candidíase é frequentemente causada por um crescimento excessivo de *Candida* já presente no corpo.
- **Ambiente**: Em alguns casos, a infeção pode ser causada pela exposição a ambientes húmidos ou contaminados.

4. Diagnóstico

O diagnóstico da candidíase baseia-se em vários métodos:

- **Exame clínico**: Avaliação dos sintomas e da história clínica.
- **Testes laboratoriais** :
  - Amostras de tecidos ou secreções para cultura e identificação de *Candida*.
  - Análises ao sangue para diagnosticar infecções sistémicas.

5. Prevenção

- **Higiene**: Manter uma boa higiene corporal e oral, nomeadamente mantendo a boca e a zona genital secas.
- **Dieta**: Reduzir a ingestão de açúcares e alimentos processados, que podem favorecer a proliferação *de Candida*.
- **Evitar antibióticos desnecessários**: Limitar a utilização de antibióticos, que podem desequilibrar a flora microbiana.

6. Tratamento

- **Antifúngicos** :
  - **Tópico**: Cremes ou pomadas antifúngicas para candidíase cutânea e vaginal.
  - **Sistémicos**: Medicamentos orais ou intravenosos (como o fluconazol) para infecções mais graves ou sistémicas.

- **Cuidados de apoio**: Gestão de sintomas e factores de risco, como o controlo dos níveis de açúcar no sangue em diabéticos.

7. Impacto global

- **Prevalência**: A candidíase é comum e pode afetar qualquer pessoa, mas é mais comum em pessoas imunocomprometidas.
- **Saúde pública**: Embora geralmente tratáveis, as infecções sistémicas podem ser graves e requerem cuidados médicos urgentes.

8. Conclusão

A candidíase é uma infeção fúngica que pode ser prevenida e tratada. A sensibilização para os factores de risco, a higiene e a importância de um tratamento adequado são essenciais para prevenir e gerir esta infeção. O diagnóstico precoce e o tratamento adequado são cruciais para melhorar os resultados dos doentes e minimizar as complicações associadas à candidíase.

Aspergilose: Visão geral e aspectos fundamentais

1. O que é a Aspergilose?

A aspergilose é uma infeção fúngica causada por fungos do género *Aspergillus*. Pode afetar vários órgãos, principalmente os pulmões, e é particularmente preocupante em indivíduos imunocomprometidos.

2. Tipos de Aspergilose

Existem várias formas de aspergilose, incluindo :

a. Aspergilose pulmonar invasiva

- **Descrição**: Infeção grave que se desenvolve rapidamente em indivíduos imunocomprometidos.
- **Sintomas**: Tosse, dores no peito, febre e dificuldades respiratórias.

b. Aspergilose alérgica

- **Descrição**: Reação alérgica à presença de esporos *de Aspergillus* no ambiente.
- **Sintomas**: Tosse, falta de ar e sinusite crónica.

c. Aspergiloma

- **Descrição**: massa fúngica que se forma nas cavidades pulmonares, frequentemente em pulmões danificados.
- **Sintomas**: Tosse, hemoptise (tosse com sangue) e dor no peito.

3. Transmissão

- **Inalação**: A transmissão faz-se principalmente por inalação de esporos de fungos presentes no ambiente, particularmente no solo, em detritos orgânicos e em materiais em decomposição.
- **Factores de risco**: As pessoas com um sistema imunitário enfraquecido (como os doentes com cancro, os doentes com VIH/SIDA ou as pessoas que seguem uma terapia imunossupressora) são particularmente vulneráveis.

4. Diagnóstico

O diagnóstico da aspergilose baseia-se em vários métodos:

- **Imagiologia médica**: TAC torácica para visualizar as lesões pulmonares.
- **Testes laboratoriais** :
  - Cultura de secreções respiratórias para identificar *Aspergillus.*
  - Análises ao sangue para detetar anticorpos ou antigénios específicos.

5. Prevenção

- **Evitar a exposição a esporos**: Reduzir a exposição a ambientes de alto risco, como estaleiros de construção ou zonas com bolor.
- **Higiene**: Manter uma boa higiene nos ambientes de cuidados de saúde para reduzir o risco de infecções.
- **Educação dos doentes**: Sensibilizar os doentes imunocomprometidos para os riscos da aspergilose.

6. Tratamento

- **Antifúngicos** :
  - **Anfotericina B**: Utilizada para tratar formas invasivas de aspergilose.
  - **Voriconazol**: Fármaco de eleição para a aspergilose pulmonar invasiva.
- **Cirurgia**: Em alguns casos, pode ser necessária uma cirurgia para remover massas fúngicas (aspergilomas) ou tecido infetado.
-

7. Impacto global

- **Prevalência**: A aspergilose é comum em todo o mundo, mas afecta particularmente os indivíduos imunocomprometidos e aqueles com doença pulmonar subjacente.
- **Saúde pública**: Embora muitas vezes tratável, a aspergilose invasiva pode ser fatal se não for diagnosticada e tratada rapidamente.

8. Conclusão

A aspergilose é uma infeção fúngica grave que requer uma atenção especial, sobretudo nas populações de risco. A sensibilização para os factores de risco, uma boa higiene e um diagnóstico precoce são essenciais para prevenir e tratar esta infeção. Um tratamento adequado e imediato pode melhorar significativamente os resultados dos doentes.

Dermatofitoses: Visão geral e aspectos fundamentais

1. O que é a dermatofitose?

A dermatofitose, vulgarmente conhecida como micose, é uma infeção cutânea causada por fungos chamados dermatófitos. Estes fungos afectam a pele, o cabelo e as unhas, causando vários sintomas cutâneos.

2. Agentes patogénicos

Os principais géneros de dermatófitos responsáveis pela dermatofitose incluem :

- **Tricófito**

- **Microsporum**
- **Epidermófitos**

3. Transmissão

A dermatofitose propaga-se principalmente por :

- **Contacto direto**: Contágio através do contacto com uma pessoa ou animal infetado, como cães e gatos.
- **Objectos contaminados**: Utilização de chapéus, toalhas ou vestuário infectados.
- **Ambiente**: Exposição a superfícies contaminadas, como duches públicos ou piscinas.

4. Tipos de dermatofitoses

As infecções dermatofíticas podem assumir várias formas:

a. Tinha do corpo

- **Descrição**: Infeção da pele do corpo.
- **Sintomas**: Manchas vermelhas e escamosas com bordos elevados.

b. Tinea Pedis (pé de atleta)

- **Descrição**: Infeção do pé.
- **Sintomas**: Comichão, vermelhidão e descamação, frequentemente entre os dedos dos pés.

c. Tinha Cruris (Furúnculos)

- **Descrição**: Infeção da virilha.
- **Sintomas**: Comichão, erupção cutânea avermelhada e descamação.

d. Tinha da cabeça

- **Descrição**: Infeção do couro cabeludo.
- **Sintomas**: Queda de cabelo, comichão e lesões escamosas.

e. Onicomicose

- **Descrição**: Infeção das unhas.

- **Sintomas**: Alteração da cor, espessamento e deformação das unhas.

5. Diagnóstico

O diagnóstico da dermatofitose pode ser efectuado através de vários métodos:

- **Exame clínico**: Avaliação dos sintomas e da história clínica.
- **Testes laboratoriais** :
  - **KOH**: Preparação da pele ou das unhas com uma solução de KOH para examinar os filamentos de fungos.
  - **Cultivo**: Cultivo de amostras para identificar o fungo responsável.

6. Prevenção

- **Higiene**: Manter uma boa higiene pessoal e manter a pele seca e limpa.
- **Evitar o contacto**: Limitar o contacto com pessoas ou animais infectados.
- **Vestuário e calçado**: Utilize vestuário e calçado de materiais respiráveis e evite partilhar objectos pessoais.

7. Tratamento

- **Antifúngicos** :
  - **Tópica**: Cremes ou pomadas antifúngicas para infecções ligeiras.
  - **Oral**: Medicamentos antifúngicos orais (como a terbinafina ou o fluconazol) para infecções mais graves ou recorrentes.
- **Cuidados de apoio**: gestão dos sintomas e dos factores de risco, nomeadamente controlo da humidade.

8. Impacto global

- **Prevalência**: As dermatofitoses estão disseminadas por todo o mundo, afectando milhões de pessoas, especialmente em climas quentes e húmidos.
- **Saúde pública**: Embora geralmente benigna, pode causar desconforto e complicações se não for tratada.

9. Conclusão

A dermatofitose é uma infeção fúngica comum e evitável. A sensibilização para os factores de risco, a higiene e a importância de um tratamento adequado são essenciais para prevenir esta infeção. O diagnóstico precoce e o tratamento adequado podem melhorar os resultados e reduzir a propagação da infeção.

1.1.2.2. De acordo com o modo de transmissão

- **Zoonoses transmitidas por contacto direto** :
  - Transmissão por contacto com animais infectados.
  - Exemplos: raiva, leptospirose.
- **Zoonoses transmitidas por vectores** :
  - Transmissão por insectos vectores.
  - Exemplos: dengue, malária, doença de Lyme.
- **Zoonoses nos alimentos** :
  - Transmissão através do consumo de alimentos contaminados.
  - Exemplos: salmonelose, campilobacteriose.
- **Zoonoses ambientais** :
  - Transmissão através da água, do solo ou do ambiente.
  - Exemplos: leptospirose, criptosporidiose.

1.1.2.3. Dependendo da gravidade da doença

- **Zoonoses benignas** :
  - As doenças não são geralmente graves e são frequentemente auto-limitadas.
  - Exemplos: certas formas de gastroenterite.
- **Zoonoses graves** :
  - Doenças que podem levar a complicações graves ou à morte.
  - Exemplos: raiva, febre hemorrágica viral, tuberculose, etc.

1.1.2.4. De acordo com a prevalência

- **Zoonoses endémicas** :
  - Presença constante numa população ou região.
  - Exemplos: toxoplasmose, leptospirose em certas regiões tropicais.
- **Zoonoses epidémicas** :
  - Aparecimento súbito e rápido de casos acima dos níveis normais numa população.
  - Exemplos: epidemias de gripe aviária.

Temos de estar conscientes de que a classificação das zoonoses permite uma melhor compreensão da sua diversidade e dos desafios que colocam à saúde pública. Ao identificar as diferentes categorias de zoonoses, os investigadores e os profissionais de saúde podem desenvolver estratégias de prevenção e controlo adequadas, ajudando a reduzir o seu impacto na saúde humana e animal.

1.2. História das Zoonoses

A história das zoonoses é rica e complexa, marcada por acontecimentos significativos que influenciaram a saúde pública, a medicina e as interações entre o homem e os animais. Os momentos-chave na evolução das zoonoses são :

1.2.1. Antiguidade e Idade Média

- **Antiguidade**: As primeiras referências a doenças de origem animal podem ser encontradas em textos antigos, como os de Hipócrates e Galeno, que mencionam infecções transmitidas por animais. As epidemias, como a peste, eram frequentemente associadas aos roedores.
- **Idade Média**: A Peste Negra (1347-1351) teve um impacto profundo na Europa, causada pela bactéria *Yersinia pestis*, que era transmitida pelas pulgas dos ratos. Este acontecimento pôs em evidência a relação entre os animais, os vectores e a transmissão de doenças infecciosas.

1.2.2. Renascimento e Modernidade

- **Séculos XVII-XVIII**: A exploração e a colonização colocaram as populações humanas em contacto com animais selvagens, aumentando o risco de transmissão de zoonoses. Após o contacto com os europeus, foram observadas epidemias de doenças como a varíola e a gripe nas populações ameríndias.
- **Século XIX**: A descoberta de agentes patogénicos por cientistas como Louis Pasteur foi revolucionária. Pasteur desenvolveu a primeira vacina contra a raiva, uma zoonose viral transmitida por animais carnívoros.[54]

---

[54] Centro de Controlo e Prevenção de Doenças. (2004). The Impact of Malaria, a Leading Cause of Death Worldwide [O impacto da malária, uma das

Século XX

- **Epidemias notáveis**: O século XX assistiu ao aparecimento de várias zoonoses importantes, como a gripe aviária (H5N1) e o vírus Ébola. Em 1976, a epidemia de Ébola na República Democrática do Congo pôs em evidência a transmissão inter-espécies entre morcegos e seres humanos.
- **Avanços na saúde pública**: O desenvolvimento de vacinas e antibióticos levou a um melhor controlo de certas zoonoses. No entanto, a globalização, a urbanização e as alterações ambientais criaram novas oportunidades para o aparecimento de doenças.

Século XXI

- **Emergência de novas zoonoses**: A pandemia de COVID-19, causada pelo SARS-CoV-2, ilustrou a capacidade das zoonoses para causar crises sanitárias mundiais. Estudos sugerem que o vírus tem provavelmente origem na transmissão zoonótica, sublinhando a importância de uma monitorização reforçada das zoonoses.
- **Abordagem** "Uma Só Saúde": O reconhecimento crescente da abordagem "Uma Só Saúde", que liga a saúde humana, animal e ambiental, tornou-se essencial para enfrentar os desafios colocados pelas zoonoses num mundo interligado.

Esta história das zoonoses realça a dinâmica complexa entre humanos, animais e ambientes. À medida que continuamos a enfrentar novos desafios de saúde, a compreensão desta história é crucial para o desenvolvimento de estratégias eficazes de prevenção e controlo das zoonoses no futuro. As lições do passado podem guiar-nos na luta contra as ameaças emergentes e reemergentes para a saúde.

1.3. Mecanismos de transmissão de zoonoses

As zoonoses podem ser transmitidas por vários mecanismos, dependendo da natureza do agente patogénico e das interações entre os seres humanos, os animais e o

---

principais causas de morte a nível mundial]. Acedido em 27 de fevereiro de 2006 em www.cdc.gov/malaria/ impact/index.htm

ambiente. Os principais mecanismos de transmissão são os seguintes:

1.3.1. Transmissão direta

- **Contacto direto**: implica o contacto físico com um animal infetado ou com os seus fluidos corporais (saliva, urina, excrementos, sangue).
  - **Exemplos**: A raiva é transmitida através da mordedura de um animal infetado. A leptospirose pode ser contraída através do contacto com a urina de animais infectados.

1.3.2. Transmissão indireta

- **Vectores**: Os insectos ou outros animais transmitem o agente patogénico de um hospedeiro para outro. Os vectores desempenham um papel crucial na propagação de muitas zoonoses.
  - **Exemplos**: a doença de Lyme é transmitida por carraças, enquanto o vírus do Nilo Ocidental é transmitido por mosquitos.
- **Ambiente**: Os agentes patogénicos podem sobreviver no ambiente (solo, água, alimentos) e infetar os seres humanos através da ingestão ou do contacto.
  - **Exemplos**: A salmonelose é frequentemente transmitida pela ingestão de alimentos contaminados, enquanto a criptosporidiose pode ser contraída através da água contaminada.

1.3.3. Transmissão de alimentos

- **Contaminação alimentar** : As zoonoses de origem alimentar resultam da ingestão de alimentos contaminados com agentes patogénicos de origem animal.
  - **Exemplos**: A campilobacteriose e a salmonelose são comuns em carne, ovos e produtos lácteos mal cozinhados ou não pasteurizados.

1.3.4. Transmissão por contacto com animais

- **Manuseamento de animais**: As pessoas que trabalham com animais (agricultores, veterinários) estão frequentemente expostas a zoonoses através do contacto direto ou de procedimentos médicos.

- **Exemplos**: A brucelose pode ser transmitida aos trabalhadores agrícolas quando estes lidam com animais infectados.

1.3.5. Transmissão por via aérea

- **Aerossóis**: Alguns agentes patogénicos podem ser transmitidos pelo ar, quer por inalação de partículas infecciosas, quer por contacto com superfícies contaminadas.
  - **Exemplos**: A gripe aviária e a tuberculose bovina podem ser transmitidas por via respiratória.

1.3.6. Transmissão vertical

- **Transmissão da mãe para o filho**: Algumas zoonoses podem ser transmitidas da mãe para o filho durante a gravidez, o parto ou a amamentação.
  - **Exemplos**: A toxoplasmose pode ser transmitida de mãe para filho, levando a complicações graves.

A compreensão dos mecanismos de transmissão das zoonoses é essencial para o desenvolvimento de estratégias eficazes de prevenção e controlo. Ao identificar as vias pelas quais os agentes patogénicos se propagam, os profissionais de saúde pública podem orientar melhor as suas intervenções, proteger as populações humanas e animais e reduzir o risco de epidemias.

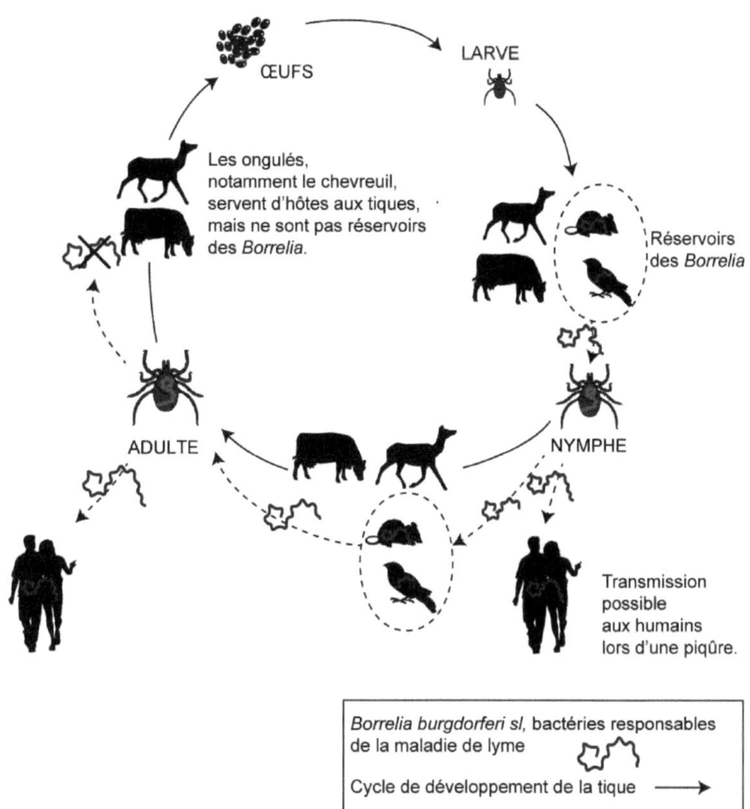
ŒUFS
LARVE
Les ongulés,
notamment le chevreuil,
servent d'hôtes aux tiques,
mais ne sont pas réservoirs
des *Borrelia*.
Réservoirs
des *Borrelia*
ADULTE
NYMPHE
Transmission
possible
aux humains
lors d'une piqûre.
Borrelia burgdorferi sl, bactéries responsables
de la maladie de lyme
Cycle de développement de la tique
Transmission des *Borrelia*

CAPÍTULO 2: PRINCIPAIS ZOONOSES E SEU IMPACTO

2.1 Zoonoses virais

As zoonoses virais são infecções causadas por vírus que podem ser transmitidas dos animais para o homem. Estas doenças podem ter consequências graves para a saúde pública e são frequentemente difíceis de controlar devido à sua capacidade de se propagarem rapidamente. Segue-se uma panorâmica de duas zoonoses virais importantes: a raiva e a gripe aviária.

2.1.1. Raiva

Agente patogénico

- **Vírus**: vírus da raiva, pertencente à família dos Lyssavirus.

Modos de transmissão

- **Transmissão**: Principalmente através da mordedura de um animal infetado (frequentemente cães). A saliva do animal infetado contém o vírus.

Sintomas

- **Fase inicial**: febre, dor de cabeça, fadiga.
- **Fase avançada**: Ansiedade, confusão, alucinações, hidrofobia, paralisia e, finalmente, morte se não for tratada.

Prevenção e controlo

- **Vacinação**: Vacinação de animais de companhia (especialmente cães) e de populações de risco (veterinários, viajantes para zonas de alto risco).
- **Controlo dos animais errantes**: Programas de esterilização e vacinação de animais errantes.

2.1.2. Gripe aviária

Agente patogénico

- **Vírus**: vírus da gripe aviária, principalmente do tipo A (H5N1, H7N9, etc.).

Modos de transmissão

- **Transmissão**: Contacto direto com aves infectadas (domésticas ou selvagens), com os seus excrementos ou com superfícies contaminadas. A transmissão de pessoa para pessoa é rara, mas possível.

Sintomas

- **Sintomas humanos**: Febre, tosse, dor de garganta, dores musculares. Em casos graves, pode levar à pneumonia e à morte.[55]

Prevenção e controlo

- **Vigilância**: Monitorização das populações de aves para detetar estirpes virais.
- **Vacinação** de **aves de capoeira**: Vacinação de aves domésticas em zonas de risco.
- **Educação**: Sensibilizar as populações em risco, nomeadamente os avicultores, para as boas práticas de higiene e de biossegurança.

As zoonoses virais, como a raiva e a gripe aviária, sublinham a importância da vigilância, da prevenção e da educação para proteger a saúde pública. São necessários esforços concertados para controlar estas doenças, incorporando abordagens "Uma Só Saúde" que liguem a saúde humana, animal e ambiental. A vacinação, a investigação e a sensibilização são instrumentos fundamentais na luta contra estas zoonoses virais.

2.2 Zoonoses bacterianas

As zoonoses bacterianas são infecções causadas por bactérias que podem ser transmitidas dos animais para o

---

[55] Governo do Quebeque (2005a). Lei relativa aos laboratórios médicos, à preservação de órgãos, tecidos, gâmetas e embriões e à eliminação de cadáveres. Acessível em 12 de novembro de 2005 em www2.publicationsduquebec.gouv.qc.ca/ dynamicSearch/telecharge. php?type=2&file=/ L_0_2/L0_2.html

homem. Estas doenças podem causar uma série de sintomas, desde ligeiros a graves, e algumas podem levar a epidemias. Aqui está uma visão geral de duas importantes zoonoses bacterianas: a leptospirose e a doença de Lyme.[56]

2.2.1. Leptospirose

Agente patogénico

- **Bactéria**: *Leptospira*, um género de bactérias em forma de espiral.

Modos de transmissão

- **Transmissão**: Principalmente através do contacto com água ou solo contaminado pela urina de animais infectados (frequentemente roedores).
- **Vias de entrada**: As bactérias entram no corpo através de cortes, abrasões ou membranas mucosas.

Sintomas

- **Fase inicial**: febre, dor de cabeça, dores musculares, arrepios.
- **Fase avançada**: Pode evoluir para complicações graves, nomeadamente lesões renais, hepáticas ou pulmonares (síndrome de Weil).

Prevenção e controlo

- **Higiene**: Evitar áreas com água contaminada, usar vestuário de proteção.
- **Vacinação**: Vacinação de animais (especialmente cães) em zonas de alto risco.

2.2.2. Doença de Lyme

---

[56] Giguère, M. (2005). The Health Impacts of Heat Waves and the Urban Heat Island Effect: A Review of Current Adaptation Initiatives in Quebec (Os Impactos na Saúde das Ondas de Calor e o Efeito Ilha de Calor Urbana: Uma Análise das Actuais Iniciativas de Adaptação no Quebeque). Ensaio apresentado para obtenção do grau de Mestre em Ambiente, Universidade de Sherbrooke, 57 páginas e anexos.

Agente patogénico

- **Bactéria**: *Borrelia burgdorferi*, uma espiroqueta.

Modos de transmissão

- **Transmissão**: Principalmente através da picada de carraças infectadas (particularmente a carraça do veado, *Ixodes scapularis*).
- **Hospedeiros reservatórios**: Os roedores e as aves desempenham um papel crucial no ciclo de transmissão.

Sintomas

- **Fase inicial**: erupção cutânea caraterística em forma de "alvo" (eritema migrans), febre, fadiga, dores musculares.
- **Fase avançada**: Pode levar a complicações neurológicas, cardíacas ou articulares se não for tratada.

Prevenção e controlo

- **Prevenção**: Utilizar repelentes de carraças, usar vestuário comprido nas caminhadas na floresta, inspecionar a pele após as actividades ao ar livre.
- **Tratamento**: Antibióticos eficazes, nomeadamente a doxiciclina, para as infecções iniciais.

As zoonoses bacterianas, como a leptospirose e a doença de Lyme, sublinham a importância da vigilância da saúde pública. Compreender os modos de transmissão, os sintomas e as medidas de prevenção é essencial para reduzir o risco de infeção e proteger a saúde humana e animal.

2.3 Zoonoses parasitárias

As zoonoses parasitárias são infecções causadas por parasitas que podem ser transmitidas dos animais para o homem. Estas doenças variam em gravidade e sintomas, e podem ser transmitidas por contacto direto, ingestão ou vectores. Aqui está uma visão geral de duas importantes zoonoses parasitárias: toxoplasmose e equinococose.

1. Toxoplasmose

Agente patogénico

- **Parasita**: *Toxoplasma gondii*, um protozoário intracelular.

Modos de transmissão

- **Transmissão** :
  - Ingestão de oocistos presentes nas fezes de gatos infectados.
  - Consumo de carne crua ou mal cozinhada que contenha quistos.
  - Transmissão vertical de mãe para filho durante a gravidez.

Sintomas

- **Sintomas em adultos**: Frequentemente assintomáticos, mas podem causar sintomas semelhantes aos da gripe (febre, dores musculares).
- **Sintomas em** doentes **imunocomprometidos**: Pode levar a complicações graves, incluindo infecções cerebrais.
- **Riscos para o feto**: Malformações congénitas e problemas neurológicos se a mãe for infetada durante a gravidez.[57]

Prevenção e controlo

- **Higiene**: Lavar as mãos depois de manusear os alimentos e evitar o contacto com as fezes do gato.
- **Cozinhar**: Cozinhar corretamente a carne e evitar alimentos não lavados.

2. Equinococose

Agente patogénico

- **Parasitas**: *Echinococcus granulosus* e *Echinococcus multilocularis*, cestodes (vermes chatos).

Modos de transmissão

- **Transmissão** :

[57] Héma-Québec (2005b). Info, Newsletter para voluntários, dadores de sangue e parceiros. Disponível em 28 de fevereiro de 2006 em www.hema-quebec.qc.ca/media/ english/publications/ infohq_aut05eng.pdf

- Ingestão de oocistos em água ou alimentos contaminados com excrementos de cães (para *E. granulosus*) ou raposas (para *E. multilocularis*).
- Contacto com animais infectados.

Sintomas

- **Equinococose cística**: Formação de quistos no fígado, nos pulmões ou noutros órgãos, provocando dores abdominais, náuseas e complicações graves.
- **Equinococose alveolar**: Uma infeção mais agressiva, semelhante ao cancro, que pode provocar lesões graves no fígado.[58]

Prevenção e controlo

- **Higiene**: Lavar as mãos depois de manusear os animais, evitar o consumo de alimentos ou água potencialmente contaminados.
- **Educação**: Sensibilização para os riscos e as medidas de prevenção, especialmente entre os proprietários de cães.

Impacto das zoonoses na saúde pública e nos sistemas de saúde

As zoonoses representam uma ameaça significativa para a saúde pública mundial. O seu impacto abrange várias dimensões, afectando não só a saúde humana, mas também os sistemas de saúde e as economias. Segue-se uma análise dos principais impactos das zoonoses.

1. Morbilidade e mortalidade

- **Epidemias e pandemias**: As zoonoses podem conduzir a epidemias locais ou pandemias globais, como demonstrado pela pandemia de COVID-19. Doenças como a raiva, a gripe aviária e o ébola também causaram perdas de vida consideráveis.
- **Carga da doença**: As zoonoses podem conduzir a doenças e complicações graves, aumentando a carga sobre os sistemas de saúde. Isto aplica-se não só a casos agudos,

[58] Haines A., McMichael, A.J. & Epstein, P.R. (2000). Ambiente e saúde: 2. alterações climáticas globais e saúde. JAMC;163(6):729-34.

mas também a complicações crónicas associadas a certas infecções.

2. Custos económicos

- **Custos dos cuidados de saúde**: Os cuidados médicos para tratar as infecções zoonóticas aumentam as despesas de saúde. A hospitalização, o tratamento e os cuidados a longo prazo para as complicações podem pesar muito nos orçamentos da saúde pública.
- **Impacto na agricultura**: As zoonoses afectam a produtividade animal, conduzindo a perdas económicas no sector agrícola. As epidemias podem levar a quarentenas, à destruição de animais infectados e a restrições ao comércio de produtos animais.[59]

3. Pressão sobre os sistemas de saúde

- **Vigilância e resposta**: As zoonoses exigem sistemas de saúde sólidos para monitorizar, detetar e responder rapidamente a epidemias. Isto requer recursos humanos e financeiros significativos, que são frequentemente limitados nos países de baixo e médio rendimento.
- **Coordenação interdisciplinar**: A gestão das zoonoses exige a colaboração entre vários sectores (saúde pública, medicina veterinária, ambiente). A ausência desta cooperação pode levar a respostas ineficazes e a atrasos na gestão das crises sanitárias.

4. Educação e sensibilização

- **Sensibilização do público**: As zoonoses sublinham a importância da educação e da sensibilização da comunidade. A informação do público sobre os modos de transmissão e as medidas de prevenção é crucial para limitar a propagação da doença.
- **Formação dos profissionais de saúde**: Os profissionais de saúde e de saúde animal devem ser formados para identificar

[59] MacLean, J.D., Demers, A.-M., Ndao, M., Kokoskin, E., Ward, B.J. & Gyorkos, T.W. (2004). Epidemias de paludismo e sistemas de vigilância no Canadá. Emerg Infect Dis;10 (7): 1195- 1201.

e tratar as zoonoses, o que exige programas de formação contínua.

5. Mudanças de comportamento

- **Práticas de saúde**: As epidemias de zoonoses podem levar a alterações no comportamento relacionado com a saúde, quer nas práticas agrícolas, alimentares ou de higiene. Estas alterações podem ter efeitos duradouros na saúde pública.

O impacto das zoonoses na saúde pública e nos sistemas de saúde é vasto e está interligado. Para atenuar estes impactos, é essencial adotar abordagens integradas, como o modelo "Uma Só Saúde", que reconhece a interdependência entre a saúde humana, animal e ambiental. Ao reforçar a vigilância, melhorar a comunicação e investir em sistemas de saúde resilientes, podemos preparar melhor as nossas sociedades para enfrentar os desafios colocados pelas zoonoses.

CAPÍTULO 3: FACTORES DE RISCO E VULNERABILIDADE

3.1 Interações Homem-Animal

As interações entre o homem e os animais são complexas e variadas, desempenhando um papel crucial na transmissão de zoonoses. Estas interações podem ser influenciadas por factores culturais, ambientais, económicos e comportamentais. Segue-se uma panorâmica das principais dimensões destas interações e do seu impacto na saúde pública.

1 Tipos de interação

a. Animais domésticos

- **Agricultura**: O gado (bovinos, suínos, aves de capoeira) está frequentemente em contacto próximo com os seres humanos. As práticas agrícolas podem favorecer a transmissão de zoonoses como a salmonelose ou a brucelose.
- **Animais de** estimação: Os cães, gatos e outros animais de estimação podem transmitir zoonoses como a toxoplasmose ou a raiva através de contacto direto ou indireto.

b. Animais selvagens

- **Contacto com a vida selvagem**: As actividades humanas como a caça, a pesca e o turismo aumentam as interações com animais selvagens, o que pode conduzir a transmissões zoonóticas (por exemplo, o vírus Ébola).
- **Habitat partilhado**: A destruição de habitats naturais pela urbanização ou pela agricultura está a conduzir a uma maior proximidade entre os seres humanos e a vida selvagem, aumentando o risco de transmissão de doenças.

3.2 Factores que contribuem para as interações

a. Alterações ambientais

- **Urbanização**: O crescimento das cidades e a expansão das áreas urbanas estão a levar a uma redução das áreas naturais, obrigando os animais selvagens a adaptarem-se e a coabitarem com os humanos.

- **Alterações** climáticas: As alterações climáticas podem influenciar as migrações de animais e a distribuição de zoonoses, modificando assim as interações entre espécies.

*b. **Práticas culturais e económicas***

- **Hábitos alimentares**: Algumas culturas consomem animais selvagens ou praticam práticas específicas de criação de animais, aumentando o risco de zoonoses (por exemplo, consumo de carne de animais selvagens).
- **Criação intensiva**: Os métodos de criação industrial podem criar condições conducentes ao aparecimento de zoonoses, ao encorajar a rápida disseminação de agentes patogénicos.[60]

3.3 Implicações para a saúde pública

*a. **Vigilância das doenças***

- **Importância da monitorização**: A monitorização rigorosa das interações homem-animal é essencial para detetar e controlar as zoonoses. Isto inclui a monitorização das populações animais e das epidemias humanas.
- **Colaboração interdisciplinar**: Os profissionais de saúde humana e animal têm de trabalhar em conjunto para partilhar informações e coordenar os esforços de vigilância.

*b. **Educação e sensibilização***

- **Informatividade**: A sensibilização do público para os riscos associados às interações com animais, em especial nas zonas rurais ou de risco, é fundamental para prevenir a transmissão de zoonoses.
- **Formação de profissionais**: Os veterinários, os agricultores e outros profissionais devem ser formados para reconhecer os sinais de zoonoses e aplicar práticas de prevenção eficazes.

---

[60] Ministère de l'Agriculture, des Pêcheries et de l'Alimentation du Québec (2006a). Surveillance de la santé animale. Disponível em linha em 28 de junho de 2006 em www.mapaq.gouv.qc.ca/ En/Productions/ santeanimale/surveillance/

As interações homem-animal são uma faceta essencial da saúde pública, especialmente no que diz respeito às zoonoses. A compreensão destas interações e dos factores que as influenciam é crucial para o desenvolvimento de estratégias eficazes de prevenção e controlo. Ao adotar uma abordagem integrada, que tenha em conta as dimensões humana, animal e ambiental, podemos proteger melhor a saúde das populações e reduzir o risco de transmissão de doenças zoonóticas.

3.4. Factores ambientais e climáticos que afectam as zoonoses

Os factores ambientais e climáticos desempenham um papel crucial no aparecimento e propagação de zoonoses. Estes factores influenciam a distribuição dos agentes patogénicos, a dinâmica das populações animais e as interações entre o homem e os animais. Segue-se uma panorâmica dos principais factores que contribuem para este problema.

1. Alterações climáticas

a. Temperatura

- **Influência nos vectores**: As variações de temperatura podem afetar a reprodução e a sobrevivência de vectores como os mosquitos e as carraças, aumentando o risco de transmissão de doenças como a malária e a doença de Lyme.
- **Distribuição da doença**: O aquecimento global pode permitir que certas zoonoses se espalhem para novas regiões, onde as condições ambientais se tornam favoráveis.

b. Precipitação

- **Inundações e risco de transmissão**: Os fenómenos meteorológicos extremos, como as inundações, podem contaminar as fontes de água potável com agentes patogénicos, aumentando o risco de doenças transmitidas pela água, como a leptospirose.
- **Habitats dos vectores**: As alterações nos padrões de precipitação podem alterar os habitats dos vectores, favorecendo a transmissão de zoonoses.

3.5. Habitat e ecossistemas

a. Desflorestação

- **Perturbação do ecossistema**: A destruição dos habitats naturais através da desflorestação aumenta as interações entre os animais selvagens e os seres humanos, facilitando a transmissão de zoonoses como o vírus Ébola.
- **Perda de biodiversidade**: A redução da biodiversidade pode afetar os ecossistemas e aumentar a resistência dos agentes patogénicos, tornando as epidemias mais prováveis.

b. Desenvolvimento urbano

- **Proximidade da vida selvagem**: A urbanização está a conduzir a uma maior proximidade entre as populações humanas e os animais selvagens, criando oportunidades para a transmissão de doenças zoonóticas.
- **Má gestão dos resíduos**: Uma gestão inadequada dos resíduos pode atrair roedores e outros animais portadores de zoonoses, aumentando o risco de infeção.

3.6. Práticas agrícolas

a. Criação intensiva

- **Condições propícias à transmissão**: As práticas de criação intensiva de animais favorecem a rápida propagação de agentes patogénicos devido à densidade dos animais e às condições de vida frequentemente insalubres.
- **Resistência aos antibióticos**: A utilização excessiva de antibióticos na pecuária pode contribuir para o desenvolvimento de estirpes resistentes, tornando mais difícil o tratamento de infecções zoonóticas.

b. A agricultura e o sistema alimentar

- **Contaminação dos alimentos**: As práticas agrícolas não sustentáveis podem levar à contaminação dos alimentos com agentes patogénicos, aumentando o risco de zoonoses de origem alimentar, como a salmonela.

3.7. Acompanhamento e preparação

a. Importância da monitorização ambiental

- **Monitorização dos ecossistemas**: A monitorização dos ecossistemas e das populações animais pode ajudar a identificar riscos emergentes ligados às zoonoses.
- **Modelação de riscos**: A utilização de modelos climáticos e epidemiológicos para prever alterações na distribuição de zoonoses pode ajudar a antecipar e a preparar respostas adequadas.

Os factores ambientais e climáticos são interdependentes e desempenham um papel significativo na dinâmica das zoonoses. A compreensão destas interações é essencial para o desenvolvimento de estratégias eficazes de prevenção e controlo. Uma abordagem integrada que tenha em conta os aspectos ambientais, climáticos e de saúde humana é essencial para reduzir o risco de transmissão de zoonoses e proteger a saúde pública.

3.8. O papel das práticas agrícolas e pecuárias nas zoonoses

As práticas agrícolas e de criação desempenham um papel crucial no aparecimento, transmissão e propagação de zoonoses. Estas actividades influenciam não só a saúde animal e humana, mas também o ambiente. Segue-se uma panorâmica dos diferentes aspectos deste papel.

1. Intensificação da atividade pecuária

a. Condições de vida dos animais

- **Elevada densidade**: Os sistemas de criação intensiva de gado, caracterizados por uma elevada densidade animal, favorecem a rápida propagação de agentes patogénicos. As infecções podem propagar-se rapidamente através dos efectivos, aumentando o risco de transmissão aos seres humanos.
- **Stress e doença**: Os animais criados em condições de stress têm maior probabilidade de desenvolver doenças, o que pode aumentar a virulência dos agentes patogénicos.

b. Utilização de antibióticos

- **Resistência aos antibióticos**: O uso excessivo de antibióticos para prevenir doenças ou promover o crescimento pode levar ao desenvolvimento de estirpes resistentes de bactérias, tornando mais difícil o tratamento de infecções zoonóticas.

3.9. Práticas agrícolas

a. Contaminação dos alimentos

- **Manuseamento e transformação**: As práticas de manuseamento e transformação dos alimentos podem introduzir agentes patogénicos na cadeia alimentar. Por exemplo, o contacto entre produtos animais contaminados e alimentos vegetais pode conduzir a zoonoses de origem alimentar.
- **Irrigação e água**: A gestão inadequada dos recursos hídricos para irrigação pode contaminar as culturas com agentes patogénicos, aumentando o risco de doenças de origem alimentar.

b. Gestão de resíduos

- **Resíduos animais**: A acumulação de resíduos animais nas explorações agrícolas pode favorecer a proliferação de agentes patogénicos e atrair vectores como roedores e insectos, aumentando o risco de transmissão.

3.10. Interação com a vida selvagem

a. Contacto com animais selvagens

- **Transmissão inter-espécies**: As práticas agrícolas que incentivam o contacto entre animais domésticos e animais selvagens podem facilitar a transmissão de zoonoses. Por exemplo, os roedores podem transmitir a leptospirose aos animais de criação e, por extensão, aos seres humanos.
- **Habitat modificado** : A expansão das terras agrícolas está a alterar os habitats naturais, aumentando as interações entre os seres humanos, os animais domésticos e a vida selvagem.

3.11. Sensibilização e educação

a. Práticas de prevenção

- **Formação dos agricultores**: A formação em boas práticas de saúde animal e de segurança alimentar é essencial para reduzir o risco de zoonoses. Isto inclui a gestão dos resíduos, a higiene e a vigilância das doenças.
- **Sensibilização do público**: Informar os consumidores sobre os riscos associados aos produtos animais e às práticas agrícolas pode ajudar a reduzir a transmissão de zoonoses.

3.12. Abordagens sustentáveis

a. Agricultura ecológica

- **Práticas sustentáveis**: A adoção de práticas agrícolas sustentáveis, como a agricultura biológica e a rotação de culturas, pode reduzir o risco de zoonoses, promovendo a biodiversidade e limitando a utilização de antibióticos.
- **Gestão integrada**: Uma abordagem integrada que combine a saúde animal, a saúde humana e a proteção do ambiente (modelo "Uma Só Saúde") é essencial para prevenir as zoonoses.

As práticas agrícolas e de criação têm um impacto significativo na dinâmica das zoonoses. Através da adoção de práticas sustentáveis, da sensibilização dos agricultores e da melhoria da gestão dos recursos, é possível reduzir o risco de transmissão de zoonoses e proteger a saúde pública. Uma abordagem integrada é crucial para resolver esta questão complexa e interligada.

CAPÍTULO 4: VIGILÂNCIA E DETECÇÃO DE ZOONOSES

4.1. Sistemas de vigilância existentes para as zoonoses

A vigilância das zoonoses é essencial para detetar, controlar e prevenir o aparecimento de doenças infecciosas de origem animal. Foram criados vários sistemas de vigilância a diferentes níveis, desde iniciativas locais a programas internacionais. Apresenta-se de seguida uma panorâmica dos principais sistemas de vigilância existentes.

1. Vigilância nacional

a. Sistemas de vigilância da saúde

- **Sistemas de saúde pública**: Muitos países têm sistemas de vigilância para doenças transmissíveis que incluem zoonoses. Estes sistemas recolhem e analisam dados sobre casos humanos e animais, facilitando a deteção precoce de epidemias.
- **Vigilância epidemiológica**: As agências de saúde pública monitorizam as tendências das zoonoses e alertam as autoridades sanitárias para qualquer aumento de casos.

b. Vigilância veterinária

- **Programas de vigilância animal**: Os Ministérios da Agricultura ou da Saúde Animal criam programas de vigilância para detetar doenças nos animais, como a brucelose, a tuberculose bovina e a gripe aviária.
- **Notificação de doenças** : Os veterinários são frequentemente obrigados a notificar casos de doenças zoonóticas, o que permite uma resposta rápida a epidemias.

4.2. Vigilância internacional

a. Organização Mundial de Saúde (OMS)

- **Sistema de alerta e resposta**: A OMS monitoriza os surtos de doenças zoonóticas em todo o mundo e trabalha com os países para partilhar informações e implementar respostas coordenadas.

b. Organização Mundial da Saúde Animal (OIE)

- **Sistema de notificação**: A OIE estabeleceu um quadro de notificação de doenças animais, em que os países notificam surtos de zoonoses e outras doenças animais. Isto torna possível monitorizar a distribuição e o impacto das doenças a nível mundial.

c. Organização das Nações Unidas para a Alimentação e a Agricultura (FAO)

- **Programas de vigilância alimentar**: A FAO trabalha em programas para monitorizar zoonoses de origem alimentar e promover práticas de segurança alimentar.

4.3. Sistemas integrados de monitorização

a. Abordagem "Uma Só Saúde

- **Colaboração interdisciplinar**: Cada vez mais, os sistemas de vigilância estão a adotar uma abordagem "Uma Só Saúde", integrando dados sobre a saúde humana, animal e ambiental. Isto permite uma melhor compreensão das interações entre estes domínios e facilita uma resposta mais eficaz às zoonoses.

b. Redes de monitorização

- **Redes regionais**: Redes como a Rede Europeia de Vigilância das Doenças (ECDC) e a Rede Mundial de Vigilância das Doenças (GMOS) facilitam a partilha de informação e a colaboração entre países para monitorizar e responder às zoonoses.

4.4. Monitorização através da tecnologia

a. Grandes volumes de dados e inteligência artificial

- **Análise de dados**: A utilização da inteligência artificial e da análise de grandes volumes de dados significa que grandes quantidades de informação podem ser processadas para detetar tendências epidémicas e prever o risco de zoonoses.
- **Aplicações móveis**: As aplicações e plataformas em linha permitem a rápida notificação de casos de doença, facilitando a recolha de dados em tempo real.

b. Vigilância genómica

- **Sequenciação** de genomas: A sequenciação de genomas virais e bacterianos ajuda a rastrear a evolução dos agentes patogénicos e a identificar as estirpes responsáveis por epidemias.

Os sistemas de vigilância das zoonoses são essenciais para proteger a saúde pública e controlar as epidemias. A integração dos esforços de vigilância humana, animal e ambiental e a adoção de novas tecnologias aumentam a capacidade de detetar, prevenir e controlar eficazmente as zoonoses. A colaboração internacional e interdisciplinar é essencial para responder a este desafio complexo e dinâmico.

4.5. Tecnologias emergentes para a deteção de zoonoses

O aparecimento de novas tecnologias melhorou consideravelmente a capacidade de detetar zoonoses de forma rápida e eficaz. Estas inovações permitem uma vigilância mais precisa, uma resposta rápida às epidemias e uma melhor compreensão da dinâmica das doenças. Segue-se uma panorâmica das tecnologias emergentes neste domínio.[61]

1. Sequenciação genómica

- **Sequenciação de nova geração (NGS)**: Esta técnica permite sequenciar rapidamente o genoma dos agentes patogénicos, facilitando a identificação de estirpes, a monitorização de mutações e a análise da transmissão de doenças.
- **Vigilância epidemiológica**: A sequenciação genómica ajuda a rastrear epidemias, fornecendo informações sobre a origem e a propagação de agentes patogénicos.

2. Testes de diagnóstico rápido

- **Testes de deteção precoce**: Os testes baseados na PCR (reação em cadeia da polimerase) permitem a deteção rápida

[61] Ministère de l'Agriculture, des Pêcheries et de l'Alimentation du Québec (2006b). Avian influenza. Disponível em linha em 28 de junho de 2006 em www.mapaq.gouv.qc.ca/Fr/Productions/ santeanimale/surveillance/maladies animales/grippeaviaire

e precisa de agentes patogénicos em amostras clínicas ou ambientais.

- **Testes antigénicos**: Estes testes são concebidos para detetar proteínas específicas dos agentes patogénicos e podem fornecer resultados numa questão de minutos, o que é crucial durante as epidemias.

4.6. Tecnologias de monitorização ambiental

- **Sensores e dispositivos IoT**: Os sensores ambientais, integrados nas redes IoT (Internet of Things), monitorizam as condições ambientais propícias à transmissão de zoonoses (por exemplo, temperatura, humidade).
- **Drones e teledeteção**: Os drones podem ser utilizados para monitorizar os habitats dos animais selvagens, recolher dados sobre a vida selvagem e identificar o risco de zoonoses.

4.7. Modelação e grandes volumes de dados

- **Análise de Big Data**: Utilização de grandes quantidades de dados provenientes de uma variedade de fontes (dados clínicos, ambientais e demográficos) para identificar tendências e riscos de zoonoses.
- **Modelação preditiva**: Os modelos matemáticos e estatísticos ajudam a prever o aparecimento de zoonoses através da análise das interações entre os factores ambientais e as populações animais e humanas.

4.8. Aplicações móveis e plataformas digitais

- **Notificação em tempo real**: As aplicações móveis permitem que os profissionais de saúde e o público notifiquem rapidamente casos suspeitos de zoonoses, facilitando uma resposta rápida.
- **Bases de dados colaborativas**: as plataformas em linha centralizam os dados sobre zoonoses, permitindo a partilha de informações entre investigadores, profissionais de saúde e autoridades sanitárias.

4.9. Tecnologias de sequenciação de alta definição

- **Sequenciação metagenómica**: Esta técnica permite analisar amostras complexas (como amostras ambientais) para identificar vários agentes patogénicos em simultâneo.

- **Sequenciação em tempo real**: Este método permite que a sequenciação seja efectuada no terreno, fornecendo resultados quase instantâneos para uma intervenção rápida.

As tecnologias emergentes para a deteção de zoonoses oferecem ferramentas poderosas para melhorar a vigilância, a prevenção e o controlo de doenças infecciosas de origem animal. Ao integrar estas tecnologias nos sistemas de saúde pública e veterinários, é possível reforçar a resiliência face às ameaças zoonóticas e proteger a saúde humana e animal. A colaboração interdisciplinar e internacional será essencial para maximizar o impacto destas inovações.

410 Importância da colaboração interdisciplinar no controlo das zoonoses

A luta contra as zoonoses exige uma abordagem integrada que combine os conhecimentos especializados de várias disciplinas. A colaboração interdisciplinar é crucial para melhorar a prevenção, a deteção e a resposta a epidemias. Eis as principais razões pelas quais a colaboração é tão importante.[62]

1. Abordagem "Uma só saúde

- **Conceito de Uma Só Saúde**: Este conceito reconhece que a saúde humana, animal e ambiental estão interligadas. Uma abordagem "Uma Só Saúde" permite compreender as interações complexas entre estas áreas e desenvolver estratégias eficazes de saúde pública.
- **Coordenação de esforços**: Ao reunir profissionais de saúde humana, veterinária e ambiental, podemos gerir melhor as zoonoses que emergem da vida selvagem, dos animais domésticos e do ambiente.

2. Melhoria do controlo e da deteção

[62] Ogden, N.H., Maarouf, A., Barker, I.K., Bigras-Poulin, M., Lindsay, L.R., Morshed, M.G.,
O'Callaghan, C.J., Ramay, F., Waltner-Toews, D., Charron, D.F. Climate change and the
potencial de expansão da área de distribuição do vetor da doença de Lyme Ixodes scapularis no Canadá.
Int J Parasitol. 2006 Jan;36(1):63-70.

- **Partilha de informações** : A colaboração entre os sectores da saúde pública, da saúde animal e da ecologia permite a partilha de informações, o que é crucial para a vigilância das zoonoses.
- **Sistemas de vigilância integrados**: Os sistemas de vigilância que integram dados de várias disciplinas permitem detetar mais rapidamente os surtos de doenças e dar uma resposta proactiva.

3. Investigação e desenvolvimento

- **Inovação conjunta**: As equipas interdisciplinares podem realizar uma investigação mais abrangente e inovadora, combinando conhecimentos especializados em medicina, biologia, ecologia e ciências sociais.
- **Desenvolvimento de soluções**: A colaboração entre investigadores, profissionais e decisores ajuda a desenvolver soluções práticas adaptadas às necessidades locais.

4. Resposta rápida a epidemias

- **Coordenação durante as crises**: Em caso de epidemia, uma resposta rápida exige a coordenação entre diferentes actores, incluindo as agências de saúde, as organizações não governamentais e as comunidades locais.
- **Mobilização de recursos**: O trabalho conjunto permite uma melhor mobilização dos recursos e assegura uma resposta eficaz, minimizando o impacto das zoonoses na saúde pública.

5. Sensibilização e educação

- **Formação interdisciplinar**: A formação conjunta de profissionais de saúde humana e animal facilita a compreensão das zoonoses e das melhores práticas de prevenção.
- **Sensibilização da comunidade**: As campanhas de sensibilização que integram as perspectivas da saúde humana, animal e ambiental são mais eficazes para informar o público sobre os riscos e as medidas de prevenção.

6. Políticas e práticas sustentáveis

- **Desenvolvimento de políticas**: os decisores que trabalham com peritos de diferentes disciplinas podem desenvolver políticas mais eficazes e sustentáveis para a saúde pública e a gestão dos recursos naturais.[63]

- **Abordagens ecológicas**: A colaboração interdisciplinar incentiva a adoção de práticas agrícolas e ambientais sustentáveis, reduzindo assim o risco de zoonoses.

A colaboração interdisciplinar é essencial para enfrentar os desafios complexos colocados pelas zoonoses. Ao integrar perspectivas e conhecimentos especializados de diferentes domínios, é possível desenvolver abordagens holísticas e eficazes para a prevenção, deteção e resposta a doenças infecciosas de origem animal.[64] Isto contribui não só para a proteção da saúde humana e animal, mas também para a preservação do ambiente, garantindo assim um futuro mais saudável e sustentável.

4.11. Exemplos concretos de colaboração interdisciplinar bem sucedida na luta contra as zoonoses

A colaboração interdisciplinar conduziu a êxitos notáveis na prevenção e gestão das zoonoses. Eis alguns exemplos concretos:

1. Iniciativa "Uma Só Saúde" da Organização Mundial de Saúde (OMS)

- **Antecedentes**: A OMS, em colaboração com a Organização Mundial da Saúde Animal (OIE) e a FAO, lançou a iniciativa "Uma Só Saúde" para reforçar a vigilância e a resposta às zoonoses.
- **Resultados**: Esta iniciativa coordenou esforços entre os sectores da saúde humana, animal e ambiental, facilitando a deteção precoce de doenças como a gripe aviária e o Ébola. Os países participantes desenvolveram planos de ação integrados para melhorar a resiliência face a epidemias.

2. Resposta à epidemia de Ébola na África Ocidental (2014-2016)

---

[63] Health Canada (2005). A sua saúde e um clima em mudança: Boletim informativo. Acessível em 25 de agosto de 2005 em www.c-ciarn.ca/health/app/filerepository/ 348DC2838BCB 498DB86828FA12122713.pdf

[64] Pollution probe (2004). Cartilha sobre alterações climáticas e saúde humana. Acessível em 25 de agosto de 2005 em www.pollution probe.org/Reports/climatechange primer(en).pdf

- **Antecedentes**: A epidemia de Ébola exigiu uma resposta rápida de uma série de disciplinas, incluindo a saúde pública, a medicina veterinária, a ecologia e a logística.
- **Colaboração**: Foram formadas equipas interdisciplinares, combinando médicos, veterinários, epidemiologistas e trabalhadores humanitários. Esta abordagem permitiu identificar os reservatórios animais do vírus e aplicar estratégias de controlo eficazes.
- **Resultados**: A colaboração conduziu a uma redução significativa da transmissão do vírus e permitiu que os sistemas de saúde se preparassem melhor para futuras epidemias.

3. Vigilância da doença de Lyme

- **Antecedentes**: A doença de Lyme é transmitida por carraças e tornou-se um grande problema de saúde pública em certas regiões.
- **Colaboração**: Investigadores em saúde pública, biologia, ecologia e climatologia trabalharam em conjunto para compreender os factores ambientais e climáticos que influenciam a propagação da doença.
- **Resultados**: Esta colaboração permitiu desenvolver modelos de previsão da distribuição das carraças e dos casos de doença de Lyme, contribuindo assim para estratégias de prevenção orientadas.

4. Programa de vigilância da gripe aviária na Ásia

- **Antecedentes**: A Ásia tem sido o foco de várias epidemias de gripe aviária, o que exige uma vigilância reforçada.
- **Colaboração**: Cientistas, veterinários, agrónomos e funcionários da saúde pública trabalharam em conjunto para monitorizar as populações de aves de capoeira e os seres humanos em risco.
- **Resultados**: Este programa permitiu detetar rapidamente os surtos de gripe aviária e tomar medidas eficazes, reduzindo assim o risco de transmissão aos seres humanos e a propagação da doença.

5. Iniciativas de saúde pública e animal na América Latina

- **Antecedentes**: Vários países da América Latina criaram programas integrados de saúde para combater zoonoses como a leptospirose e a brucelose.
- **Colaboração**: Os Ministérios da Saúde Pública, da Agricultura e do Ambiente trabalham em conjunto para monitorizar os casos, educar as comunidades e implementar intervenções.
- **Resultados**: Estes esforços reduziram a incidência destas doenças e melhoraram a saúde das comunidades rurais através da integração de práticas de saúde sustentáveis.

Estes exemplos ilustram a forma como a colaboração interdisciplinar pode melhorar a deteção, a prevenção e a gestão das zoonoses. Ao reunir competências e conhecimentos especializados de diferentes domínios, é possível criar soluções mais eficazes e adaptadas aos desafios complexos colocados pelas doenças infecciosas de origem animal. Estes êxitos sublinham a importância de uma abordagem integrada para proteger a saúde humana, animal e ambiental.

CAPÍTULO 5: ABORDAGEM DE PREVENÇÃO

5.1. Vacinação dos animais e das populações humanas na luta contra as zoonoses

A vacinação é um dos instrumentos mais eficazes para a prevenção de zoonoses, tanto em animais como em seres humanos. Desempenha um papel crucial na redução da transmissão de doenças, na proteção de populações vulneráveis e na salvaguarda da saúde pública. Segue-se uma análise da importância da vacinação neste contexto.

1. Vacinação animal

a. Importância

- **Prevenção de doenças** : A vacinação dos animais de companhia (como cães e gatos) é essencial para prevenir zoonoses como a raiva, a leptospirose e a doença de Lyme.
- **Controlo de epidemias**: Os programas de vacinação dos animais de criação (como o gado e as aves de capoeira) ajudam a controlar as doenças zoonóticas, como a brucelose e a gripe aviária, reduzindo o risco de transmissão aos seres humanos.

b. Programas de vacinação

- **Vacinação anti-rábica**: Muitos países introduziram programas de vacinação anti-rábica para cães, reduzindo o risco de transmissão da raiva aos seres humanos.
- **Vacinas para o gado**: Estão disponíveis vacinas para doenças como a brucelose e a tuberculose bovina, que ajudam a proteger a saúde animal e humana.[65]

2. Vacinação das populações humanas

a. Importância

- **Proteção da saúde pública**: A vacinação das populações humanas é crucial para a prevenção de zoonoses como a

[65] Badin de Montjoye Th., Thorel M.F. e Garin-Bastuji B. - Tendências da tuberculose bovina em França: balanço e perspectivas para 2002. *Bull. GTV*, 2004, **23**, 311- 314.

raiva, a gripe aviária e a febre amarela, especialmente em zonas de alto risco.

- **Imunidade** de grupo: A vacinação de grupos de risco (como trabalhadores agrícolas ou veterinários) ajuda a estabelecer a imunidade de grupo, limitando a propagação da doença.[66]

b. Campanhas de vacinação

- **Vacinação contra a raiva**: São realizadas campanhas de vacinação específicas em regiões onde a raiva é endémica, para proteger as populações humanas e controlar a doença.
- **Vacinas contra as doenças zoonóticas**: Estão a ser desenvolvidas e distribuídas vacinas contra as doenças zoonóticas, como a gripe aviária e o vírus da dengue, o que reforça a resposta da saúde pública.

3. Sinergia entre a vacinação animal e humana

- **Abordagem integrada**: Uma abordagem coordenada que combine a vacinação animal e humana é essencial para o controlo das zoonoses. Por exemplo, a vacinação de cães contra a raiva reduz o risco para os seres humanos, criando uma sinergia benéfica.
- **Educação e sensibilização**: A sensibilização das pessoas para a importância da vacinação dos animais e dos seres humanos é crucial para incentivar a participação nos programas de vacinação.

4. Desafios e perspectivas

a. Desafios

- **Acesso às vacinas**: Em muitas partes do mundo, o acesso às vacinas continua a ser um desafio, tanto para os animais como para os seres humanos.
- **Educação e aceitação**: A desconfiança em relação às vacinas pode prejudicar os programas de vacinação, exigindo esforços de sensibilização para educar o público sobre os seus benefícios.

[66] Acha P.N. e Szyfres B. - Zoonoses e doenças transmissíveis comuns ao homem e aos animais (Segunda edição). Gabinete Internacional das Epizootias, 1989, 1063p.

b. Perspectivas

- **Inovações em matéria de vacinas**: O desenvolvimento de novas vacinas, incluindo vacinas polivalentes e à base de ARN, poderia melhorar a eficácia da vacinação contra as zoonoses.
- **Reforço dos sistemas de saúde**: O investimento em infra-estruturas de saúde e em programas de vacinação integrados pode reforçar a resistência às zoonoses a longo prazo.

A vacinação de animais e seres humanos é um elemento-chave na luta contra as zoonoses. Ao combinar esforços de vacinação direcionados com estratégias educativas e de sensibilização, é possível reduzir significativamente o risco de transmissão de doenças infecciosas de origem animal. Uma abordagem integrada e colaborativa é essencial para proteger a saúde pública e melhorar a segurança sanitária mundial.

Educação e sensibilização da comunidade na luta contra as zoonoses

A educação e a sensibilização da comunidade são elementos cruciais na prevenção e no controlo das zoonoses. Ao informar as pessoas sobre os riscos, os modos de transmissão e as medidas de prevenção, podemos reduzir significativamente a incidência destas doenças. Eis como estes esforços podem ser implementados de forma eficaz.

1. A importância da educação

a. Compreender as zoonoses

- **Sensibilização para os riscos**: educar as comunidades sobre o que são as zoonoses, como se propagam e as suas consequências para a saúde humana e animal.
- **Modos de transmissão**: Informações sobre os modos de transmissão, incluindo o contacto com animais infectados, o consumo de alimentos contaminados e a picada de vectores como mosquitos e carraças.

b. Práticas de prevenção

- **Higiene e segurança**: Promover práticas de higiene pessoal e alimentar, como a lavagem das mãos, a cozedura correta dos alimentos e a gestão dos resíduos animais.
- **Vacinação**: Sensibilização para a importância da vacinação dos animais de companhia e dos animais de criação para reduzir o risco de transmissão.

2. Estratégias de sensibilização

a. Campanhas de sensibilização

- **Workshops e seminários**: Organizar workshops em escolas, centros comunitários e explorações agrícolas para debater as zoonoses e as práticas de prevenção.
- **Material educativo**: Distribuir brochuras, cartazes e vídeos educativos que expliquem as zoonoses e as medidas preventivas de uma forma acessível.[67]

b. Utilização dos meios de comunicação social

- **Redes sociais e meios de comunicação locais**: Utilizar as redes sociais, a rádio e a televisão para divulgar mensagens de sensibilização sobre zoonoses, especialmente em regiões de alto risco.
- **Testemunhos e histórias**: Partilhar testemunhos de pessoas afectadas por zoonoses para humanizar a mensagem e aumentar a sensibilização.[68]

3. Trabalhar com as partes interessadas locais

a. Parcerias com as autoridades sanitárias

- **Envolvimento das autoridades** locais: Trabalhar com as autoridades sanitárias locais para garantir que as mensagens de sensibilização são coerentes e adaptadas às necessidades da comunidade.

---

[67] Chomel B. - Zoonoses bacterianas emergentes. *Point Vét*, 2000, **31**, 195-202.

[68] Bénet J.J. e Haddad N. - Perigos, riscos e prevenção de zoonoses transmitidas ao homem por mordeduras de cães e gatos. *Le Nouveau Praticien Vétérinaire*, 2004, **18**, 21-25.

- **Programas de formação para profissionais**: formação de agentes comunitários de saúde, veterinários e professores para se tornarem embaixadores da saúde pública.

b. ***Participação comunitária***

- **Grupos de discussão**: Criar grupos de discussão nas comunidades para trocar ideias e preocupações sobre zoonoses.
- **Iniciativas comunitárias**: Incentivar iniciativas locais, como dias de limpeza ou campanhas de vacinação de animais, para reforçar o envolvimento da comunidade.

4. Acompanhamento e avaliação

a. Avaliação do programa

- **Reacções da comunidade**: recolher reacções dos participantes sobre a eficácia dos programas de sensibilização, a fim de ajustar as estratégias.
- **Medição do impacto**: Avaliar o impacto das iniciativas de sensibilização no conhecimento das zoonoses e no comportamento preventivo nas comunidades.

A educação e a sensibilização das comunidades são essenciais para prevenir e controlar as zoonoses. Ao adotar estratégias orientadas e de colaboração, é possível reforçar a resiliência das comunidades face aos riscos para a saúde. O envolvimento da comunidade e a colaboração com as partes interessadas locais são fundamentais para o êxito destas iniciativas. Uma comunidade bem informada está mais bem equipada para proteger a sua saúde e a dos seus animais, contribuindo assim para a segurança sanitária global.

Higiene e Controlo de Pragas no Controlo de Zoonoses

A higiene e o controlo das pragas são elementos fundamentais na prevenção das zoonoses. Ao manter os ambientes limpos e gerir eficazmente as populações de pragas, podemos reduzir o risco de transmissão de doenças infecciosas de origem animal. Segue-se uma panorâmica das melhores práticas e estratégias.

1. Importância da higiene

a. Higiene pessoal

- **Lavagem das mãos**: A lavagem frequente das mãos, especialmente depois de manusear animais ou produtos de origem animal, é essencial para evitar a transmissão de zoonoses.
- **Equipamento de proteção**: Utilizar luvas, máscaras e outro equipamento de proteção ao manusear animais doentes ou resíduos animais.

b. Higiene dos géneros alimentícios

- **Manuseamento de alimentos**: Assegurar que os alimentos de origem animal são corretamente cozinhados e manuseados em condições sanitárias. Evitar a contaminação cruzada entre alimentos crus e cozinhados.
- **Armazenamento e conservação**: Armazenar os alimentos a temperaturas adequadas para evitar a proliferação de agentes patogénicos.

2. Controlo de pragas

a. Identificação de pragas

- **Monitorização das espécies**: Identificação de roedores, insectos e outras pragas que possam ser portadores de zoonoses. Saber que espécies estão presentes significa que os esforços de controlo podem ser mais bem direcionados.
- **Avaliação dos riscos**: avaliação dos riscos associados às pragas em ambientes urbanos, agrícolas e domésticos.

b. Estratégias de controlo

- **Métodos preventivos** :
  - **Exclusão**: Vedação de aberturas nos edifícios para impedir a entrada de pragas.
  - **Limpeza regular**: Manter práticas de limpeza rigorosas para eliminar fontes de alimento e abrigo.
- **Métodos de gestão** :
  - **Controlo biológico**: Utilização de predadores naturais ou de agentes patogénicos específicos para controlar as populações de pragas.
  - **Pesticidas e rodenticidas**: Utilizar os produtos químicos de forma responsável e de acordo com as diretrizes para evitar impactos negativos no ambiente.

3. Educação e sensibilização

a. Sensibilização para os riscos

- **Informação sobre pragas**: Educar as comunidades sobre as zoonoses associadas a pragas, como a leptospirose (transmitida por roedores) e a doença de Lyme (transmitida por carraças).
- **Práticas de prevenção**: educar as pessoas sobre as melhores práticas de higiene e de controlo das pragas.

b. Programas comunitários

- **Iniciativas de limpeza**: Organizar dias de limpeza na comunidade para eliminar os resíduos e reduzir o alojamento de pragas.
- **Workshops de formação**: Oferecer workshops sobre controlo de pragas e higiene para agricultores e proprietários de animais de companhia.

4. Acompanhamento e avaliação

a. Controlo das pragas

- **Sistemas de monitorização**: Criar sistemas de monitorização para seguir as populações de pragas e detetar rapidamente surtos de doenças.
- **Comunicação à comunidade**: Incentivar os membros da comunidade a comunicar infestações de pragas e problemas.

b. Avaliação do esforço

- **Medição do impacto**: Avaliar a eficácia dos programas de higiene e controlo de pragas através da monitorização da incidência de zoonoses na comunidade.
- **Ajustar estratégias**: utilizar os dados recolhidos para ajustar e melhorar as estratégias de controlo.

A higiene e o controlo das pragas são essenciais para prevenir as zoonoses e proteger a saúde pública. Ao adotar práticas de higiene rigorosas e ao gerir eficazmente as populações de pragas, as comunidades podem reduzir significativamente o risco de transmissão de doenças infecciosas de origem animal. Uma abordagem de colaboração, que combine educação, sensibilização e envolvimento da comunidade, é fundamental para garantir o êxito destas iniciativas.

CAPÍTULO 6: ESTRATÉGIAS DE CONTROLO

Resposta a epidemias de zoonoses

A resposta rápida e eficaz a surtos de doenças zoonóticas é essencial para proteger a saúde pública, animal e ambiental. Apresenta-se de seguida uma visão geral das principais fases e estratégias envolvidas na gestão de epidemias de zoonoses.

1. Deteção precoce

a. Sistema de vigilância e alerta

- **Vigilância epidemiológica**: criação de sistemas de vigilância sólidos para detetar rapidamente casos de zoonoses em animais e seres humanos.
- **Sistemas de alerta**: Utilizar sistemas de alerta precoce para assinalar surtos de doenças e desencadear uma resposta rápida.

b. Comunicação de casos

- **Formação de profissionais de saúde**: Formar médicos, veterinários e agentes comunitários de saúde para reconhecerem os sinais de zoonoses e notificarem casos suspeitos.
- **Compromisso comunitário**: Incentivar a população a notificar os casos de suspeita de infeção.

2. Investigação epidemiológica

a. Pesquisa de fontes

- **Análise do caso**: Identificar as fontes potenciais da epidemia (animais, ambiente, cadeias de abastecimento).
- **Rastreio dos contactos** : Rastrear os contactos dos casos confirmados para limitar a propagação.

b. Avaliação dos riscos

- **Modelação epidemiológica**: Utilização de modelos para avaliar a dinâmica da propagação da epidemia e prever o seu impacto.
- **Mapeamento de casos**: Criar mapas epidemiológicos para visualizar a propagação de casos e direcionar as intervenções.[69]

3. Intervenção e controlo

a. Medidas de controlo dos animais

- **Quarentena e isolamento**: Colocar os animais infectados em quarentena e isolar os casos suspeitos para evitar a transmissão.
- **Vacinação**: Realizar campanhas de vacinação específicas para proteger os animais em risco e reduzir a transmissão aos seres humanos.

b. Medidas de saúde pública

- **Sensibilização do público**: Informar as comunidades sobre os riscos e as medidas que podem tomar para se protegerem.
- **Controlo de pragas**: aplicar programas de controlo de pragas para reduzir os vectores de transmissão.[70]

4. Tratamento e cuidados

a. Acesso aos cuidados de saúde

- **Tratamento dos casos**: Garantir o acesso rápido aos cuidados de saúde para as pessoas infectadas, incluindo tratamentos específicos para determinadas zoonoses.
- **Acompanhamento dos casos**: Criar um sistema de acompanhamento para seguir a evolução dos casos e os efeitos do tratamento.

---

[69] Hantz S. et Darde M.L. - Como prevenir o risco de zoonose em pacientes imunocomprometidos. *Le nouveau praticien vétérinaire*, 2004, **18**, 41-43.

[70] Hahn B.H., Shaw G.M., De Cock K.M. e Sharp P.M. - AIDS as a zoonosis: scientific and public health implications. *Science*, 2000, **287**(5453), 607-614.

b. Cuidar dos animais

- **Cuidados veterinários**: Prestação de cuidados veterinários a animais doentes e redução do sofrimento dos animais.

5. Coordenação e colaboração

a. Parcerias multi-sectoriais

- **Colaboração "Uma Só Saúde"**: Envolver os sectores da saúde humana, animal e ambiental para uma resposta integrada.
- **Envolvimento das partes interessadas**: Trabalhar com ONG, governos locais e organizações internacionais para coordenar esforços.

b. Gestão de crises

- **Planos de resposta a epidemias**: Desenvolver e implementar planos de contingência para responder eficazmente a epidemias.
- **Comunicação em caso de crise**: Garantir uma comunicação clara e transparente com o público e os meios de comunicação social para evitar a desinformação.

6. Avaliação e aprendizagem

a. Análise pós-epidemia

- **Avaliação das respostas**: Avaliar a eficácia das medidas adoptadas e identificar as lições a tirar.
- **Relatórios e recomendações**: Elaborar relatórios que descrevam pormenorizadamente a resposta às epidemias e formular recomendações para melhorar as intervenções futuras.

b. Reforço das capacidades

- **Formação e sensibilização**: Organização de cursos de formação para profissionais de saúde e comunidades sobre gestão de zoonoses.
- **Melhorar as infra-estruturas**: Investir nas infra-estruturas de saúde pública e veterinária para reforçar a capacidade de resistência contra futuras epidemias.

Conclusão

A resposta a surtos de doenças zoonóticas exige uma abordagem coordenada e integrada que envolva a deteção precoce, a investigação, a intervenção, a coordenação e a avaliação. Ao reforçar a colaboração entre os sectores da saúde humana, animal e ambiental, é possível minimizar o impacto das zoonoses na saúde pública e preparar melhor as comunidades para lidar com futuras epidemias.

Regulamentação e políticas de saúde pública na luta contra as zoonoses

A regulamentação e as políticas de saúde pública desempenham um papel crucial na prevenção e no controlo das zoonoses. Estabelecem normas e protocolos para proteger a saúde humana, animal e ambiental. Segue-se uma panorâmica dos principais componentes e da sua importância.[71]

1. Quadro regulamentar

a. Legislação nacional

- **Leis de saúde pública**: Muitos países têm leis específicas que regem a vigilância, a prevenção e o controlo de zoonoses. Estas leis podem incluir requisitos de notificação de casos, vacinações obrigatórias e protocolos de intervenção.
- **Regulamentação veterinária**: A legislação em matéria de saúde animal estabelece normas para a vacinação, o tratamento e o bem-estar dos animais, ajudando a reduzir o risco de zoonoses.

b. Normas internacionais

- **Organização Mundial de Saúde (OMS)**: A OMS fornece recomendações e protocolos para a gestão de zoonoses em todo o mundo.

[71] Hubalek Z. - Doenças infecciosas humanas emergentes: antroponoses, zoonoses e sapronoses. *Emerg. Infect. Dis*, 2003, **9**(3), 403-404.

- **Organização Mundial da Saúde Animal (OIE)**: A OIE desenvolve normas internacionais em matéria de saúde animal, incluindo diretrizes para a prevenção de zoonoses.

2. Política de saúde pública

a. Estratégias de prevenção

- **Programas de vacinação**: As políticas de saúde pública incluem programas de vacinação para animais domésticos e de criação, destinados a reduzir a transmissão de doenças zoonóticas.
- **Vigilância e controlo**: Estabelecer sistemas de vigilância para detetar rapidamente as zoonoses e aplicar medidas de controlo adequadas.[72]

b. Sensibilização e educação

- **Campanhas de sensibilização**: As políticas públicas devem incluir campanhas de educação sobre os riscos das zoonoses e as práticas de prevenção, dirigidas às comunidades rurais e urbanas.
- **Formação de profissionais**: Os programas de formação para profissionais de saúde, veterinários e trabalhadores comunitários são essenciais para reforçar a capacidade de resposta.

3. Coordenação intersectorial

a. Abordagem "Uma Só Saúde

- **Colaboração entre sectores**: As políticas devem promover uma abordagem "Uma Só Saúde", integrando os sectores da saúde humana, animal e ambiental para uma gestão eficaz das zoonoses.
- **Parcerias público-privadas**: Estabelecer parcerias com ONG, universidades e empresas privadas para reforçar a resposta às zoonoses.

---

[72] Haydon D.T., Cleaveland S., Taylor L.H. e Laurenson - Identificar reservatórios de infeção: um desafio concetual e prático. *Emerg. Infect. Dis.* 2002, **8**(12), 1468-1473.

b. Planos de resposta a epidemias

- **Planos de emergência**: Desenvolver planos de emergência para responder rapidamente a surtos de doenças zoonóticas, incluindo protocolos claros de deteção, isolamento e tratamento.
- **Simulações e exercícios**: Organizar exercícios de simulação para testar a preparação e a coordenação entre os vários actores envolvidos na gestão de zoonoses.

4. Acompanhamento e avaliação

a. Acompanhamento das políticas

- **Avaliação do programa**: Criação de mecanismos de avaliação para medir a eficácia das políticas de saúde pública e dos programas de prevenção de zoonoses.
- **Relatórios e recomendações**: Produzir relatórios regulares sobre o estado das zoonoses, as respostas implementadas e recomendações para melhorar as políticas.

b. Investigação e inovação

- **Apoio à investigação**: As políticas devem incentivar a investigação sobre zoonoses, incluindo o desenvolvimento de novas vacinas e tratamentos.
- **Partilha de dados**: Facilitar a partilha de dados entre investigadores, agências de saúde e decisores para uma tomada de decisões informada.

5. Desafios e perspectivas

a. Desafios

- **Falta de recursos**: Muitos países, sobretudo nas regiões de baixos rendimentos, não dispõem dos recursos necessários para aplicar políticas de saúde pública eficazes.
- **Aceitação pelo público**: A desconfiança em relação às vacinas e às intervenções de saúde pública pode prejudicar a sua eficácia.

b. Perspectivas

- **Reforço das capacidades**: Investir no reforço das capacidades dos sistemas de saúde pública para responder melhor às zoonoses.
- **Colaboração internacional**: Promover a cooperação internacional para partilhar as melhores práticas e recursos na luta contra as zoonoses.

A regulamentação e as políticas de saúde pública são essenciais para prevenir e controlar as zoonoses. Ao estabelecer normas claras, promover uma abordagem intersectorial e investir na sensibilização e na formação, os governos podem proteger melhor a saúde pública e reduzir os riscos associados às zoonoses. É necessária uma colaboração contínua entre os vários intervenientes para enfrentar os desafios e garantir uma resposta eficaz num mundo em constante mudança.

O papel das organizações internacionais na luta contra as zoonoses

As organizações internacionais desempenham um papel crucial na prevenção, vigilância e controlo das zoonoses em todo o mundo. Organismos como a Organização Mundial de Saúde (OMS) e a Organização Mundial de Saúde Animal (OIE) estão no centro destes esforços. Eis uma panorâmica dos principais papéis destas organizações.

1. Monitorização e deteção

a. Sistemas de controlo

- **Recolha de dados** : A OMS e a OIE recolhem e analisam dados sobre a incidência de zoonoses em todo o mundo, proporcionando uma compreensão global das tendências epidémicas.
- **Sistemas de alerta precoce**: Estas organizações criam sistemas de alerta precoce para detetar surtos de doenças e informar rapidamente os países em causa.

b. Avaliação dos riscos

- **Análise epidemiológica**: Efectuam avaliações de risco para identificar potenciais ameaças ligadas a zoonoses e orientar as respostas adequadas.

2. Desenvolvimento de normas e diretrizes

a. Normas internacionais

- **Protocolos de saúde**: A OMS elabora diretrizes sobre a gestão das zoonoses, incluindo recomendações sobre vacinação, tratamento e prevenção.
- **Normas sanitárias**: A OIE estabelece normas internacionais para a saúde animal, ajudando a evitar a propagação de doenças zoonóticas através das fronteiras.

b. Melhores práticas

- **Partilha de conhecimentos**: Estas organizações facilitam a partilha das melhores práticas e experiências entre países, reforçando assim as capacidades locais.[73]

3. Reforço das capacidades

a. Formação e educação

- **Programas de formação**: A OMS e a OIE oferecem formação para profissionais de saúde, veterinários e trabalhadores comunitários sobre a prevenção e gestão de zoonoses.
- **Sensibilização da comunidade**: Apoiam campanhas de sensibilização para informar as comunidades sobre os riscos das zoonoses e as medidas de prevenção.

b. Apoio técnico

- **Assistência aos países**: Estas organizações prestam apoio técnico aos países para reforçar os seus sistemas de saúde pública e veterinária, nomeadamente em termos de vigilância e de resposta a epidemias.

---

[73] Toma B. - A evolução das zoonoses. *Rev. sci. tech. Off. Int. Epiz.* 2000, **19**, 302-309.

4. Coordenação das respostas a epidemias

a. Gestão de crises

- **Respostas concertadas**: Na eventualidade de uma epidemia de zoonoses, a OMS e a OIE coordenam os esforços internacionais para mobilizar recursos e prestar assistência aos países afectados.
- **Planos de resposta**: Ajudam a elaborar planos de resposta a emergências, integrando os sectores da saúde humana, animal e ambiental.

b. Parcerias multissectoriais

- **Colaboração com outras agências**: A OMS e a OIE trabalham em estreita colaboração com outras agências das Nações Unidas, ONG e governos para dar uma resposta integrada às zoonoses.

5. Investigação e inovação

a. Promover a investigação

- **Apoio à investigação**: Estas organizações incentivam a investigação sobre zoonoses, incluindo o desenvolvimento de novas vacinas e tratamentos.
- **Financiamento e recursos**: Mobilizam fundos para apoiar projectos de investigação inovadores no domínio das doenças zoonóticas.

b. Partilha de resultados

- **Publicações e conferências**: A OMS e a OIE publicam regularmente relatórios e organizam conferências para partilhar os resultados da investigação e os avanços no domínio das zoonoses.

As organizações internacionais, como a OMS e a OIE, desempenham um papel indispensável na luta contra as zoonoses. Através do seu trabalho de vigilância, desenvolvimento de normas, reforço de capacidades, coordenação de respostas e promoção da investigação, ajudam a proteger a saúde pública à escala mundial. A sua ação de colaboração com os países e outras partes interessadas é essencial para enfrentar os desafios crescentes colocados pelas zoonoses num mundo interligado.

CAPÍTULO 7: ESTUDOS DE CASOS

Estudo sobre a gripe aviária: respostas e lições aprendidas

A gripe aviária, causada por vírus da família Orthomyxoviridae, é uma ameaça para a saúde animal e humana. Provocou várias epidemias em todo o mundo, exigindo respostas coordenadas a diferentes níveis. Apresenta-se de seguida uma panorâmica das respostas implementadas e das lições aprendidas.

1. Contexto e impacto

a. Origens e transmissão

- **Vírus da gripe A**: A gripe aviária é causada principalmente por estirpes do vírus da gripe A, nomeadamente H5N1, H7N9 e H5N8, que podem passar das aves para os seres humanos.
- **Transmissão**: A transmissão aos seres humanos ocorre geralmente através do contacto com aves infectadas ou com os seus excrementos, mas também foram notificados casos de transmissão entre seres humanos.

b. Impacto económico e na saúde

- **Saúde pública**: As infecções humanas podem conduzir a doenças graves e a uma elevada taxa de mortalidade.
- **Economia**: As epidemias de gripe aviária têm um grande impacto económico na avicultura, resultando em perdas financeiras consideráveis.[74]

2. Respostas a epidemias

a. Monitorização e deteção

- **Sistemas de vigilância**: Os países reforçaram os seus sistemas de vigilância para detetar rapidamente os surtos de gripe aviária nas aves e nos seres humanos.

[74] Meslin F.X. - Aspectos globais das zoonoses emergentes e potenciais: uma perspetiva da OMS. *Emerg. Infect. Dis.* 1997, **3**(2), 223-228.

- **Laboratórios de referência**: Criação de laboratórios especializados para o diagnóstico de infecções e a identificação de estirpes virais.[75]

b. Controlo e erradicação

- **Abate sanitário**: Foram implementadas campanhas de abate preventivo de aves de capoeira infectadas para limitar a propagação do vírus.
- **Vacinação**: Desenvolvimento e aplicação de vacinas de aves de capoeira para reduzir a infeção e a transmissão.

c. Sensibilização e educação

- **Informação do público**: Campanhas de sensibilização para informar os agricultores, os profissionais de saúde e o público em geral sobre os riscos e as medidas preventivas.
- **Formação para profissionais**: programas de formação para veterinários e profissionais de saúde sobre a gestão de epidemias de gripe aviária.

3. Coordenação internacional

a. Colaboração a nível mundial

- **Parcerias**: A OMS, a OIE e a FAO trabalharam em conjunto para coordenar os esforços de resposta e prestar apoio técnico aos países afectados.
- **Sistemas de alerta precoce**: Criação de sistemas de alerta precoce para partilhar rapidamente informações sobre surtos de gripe aviária.

b. Investigação e desenvolvimento

- **Investimento na investigação**: Incentivar a investigação sobre os vírus da gripe aviária, as vacinas e os tratamentos.
- **Partilha de dados**: Criação de bases de dados para partilhar os resultados da investigação e a informação epidemiológica.

4. Lições aprendidas

---

[75] Warrell M.J. and Warrell D.A. - Rabies and other lyssavirus diseases". Lancet, 2004, **363**(9413), 959-969.

a. Importância da vigilância

- **Vigilância reforçada**: A vigilância contínua é essencial para detetar precocemente os surtos e prevenir as epidemias.
- **Abordagem "Uma Só Saúde"**: Integrar as perspectivas da saúde humana, animal e ambiental para uma vigilância mais eficaz.

b. Preparação para epidemias

- **Planos de emergência**: Desenvolver planos de emergência claros e testados para responder a epidemias de gripe aviária.
- **Simulações de crise**: organização de exercícios de simulação para avaliar o grau de preparação dos sistemas de saúde pública e veterinária.

c. Sensibilização da comunidade

- **Educação permanente**: A sensibilização e a educação das comunidades são essenciais para incentivar comportamentos preventivos.
- **Envolvimento dos criadores**: envolver ativamente os criadores nos programas de vacinação e prevenção.

d. Colaboração internacional

- **Parcerias reforçadas** : A colaboração entre países e organizações internacionais é crucial para a gestão das ameaças transnacionais.
- **Partilhar as melhores práticas**: O intercâmbio de ideias e experiências entre nações pode melhorar a resposta global às zoonoses.

O que precisa de saber

O estudo da gripe aviária realça a importância de uma resposta coordenada e integrada para gerir as zoonoses. As lições aprendidas com estes surtos sublinham a necessidade de uma vigilância reforçada, de uma preparação eficaz, da sensibilização da comunidade e da colaboração internacional. Ao aplicar estas lições, os países podem preparar-se melhor para possíveis surtos futuros de gripe aviária e zoonoses semelhantes.

O caso da COVID-19: Zoonose emergente e gestão de crises

A pandemia de COVID-19 foi uma crise sanitária mundial sem precedentes causada pelo vírus SARS-CoV-2. Este vírus, considerado uma zoonose emergente, pôs em evidência os desafios ligados à saúde pública, aos sistemas de saúde e à cooperação internacional. Eis uma análise dos principais aspectos desta crise e dos ensinamentos retirados.

1. Origens e transmissão

a. Origens zoonóticas

- **Transmissão animal**: O SARS-CoV-2 teve provavelmente origem em morcegos e pode ter sido transmitido aos humanos através de um hospedeiro intermediário, sublinhando a importância da vigilância das zoonoses.
- **Mercado húmido de Wuhan**: Os primeiros casos foram associados a um mercado húmido em Wuhan, na China, onde se vendiam animais vivos, pondo em evidência os riscos associados a este tipo de ambientes.

b. Métodos de transmissão

- **Transmissão entre humanos**: O vírus é transmitido principalmente por gotículas respiratórias, contacto direto e, por vezes, por superfícies contaminadas.

2. Respostas iniciais

a. Monitorização e deteção

- **Sistemas de vigilância da saúde**: No início da pandemia, foram activados sistemas de vigilância para detetar casos suspeitos e controlar a propagação do vírus.
- **Testes de diagnóstico**: Desenvolvimento rápido de testes PCR para identificar infecções, embora tenham sido encontradas dificuldades de acesso em vários países.

b. Medidas de controlo

- **Confinamento e distanciamento social**: Os governos impuseram medidas de confinamento, restrições de viagem e distanciamento social para travar a propagação do vírus.
- **Uso de máscaras**: A recomendação ou obrigação de usar máscaras em espaços públicos foi amplamente adoptada.

3. Gestão de crises

a. Coordenação internacional

- **Organização Mundial de Saúde (OMS)**: A OMS desempenhou um papel central na coordenação da resposta internacional, fornecendo diretrizes e recomendações.
- **Parcerias público-privadas**: A colaboração entre governos, empresas e ONG tem sido crucial para a mobilização de recursos e a partilha de informações.

b. Desenvolvimento de vacinas

- **Rapidez de desenvolvimento**: Graças a esforços de investigação e financiamento sem precedentes, várias vacinas foram desenvolvidas e aprovadas em menos de um ano.
- **Campanhas de vacinação**: Em muitos países, foram lançadas campanhas de vacinação em massa para obter imunidade de grupo.

4. Comunicação e sensibilização

a. Sensibilização do público

- **Informação sobre o vírus**: Foram organizadas campanhas de sensibilização para informar o público sobre os sintomas, os modos de transmissão e as medidas de prevenção.
- **Combater a desinformação**: As autoridades sanitárias tiveram de lidar com a desinformação e as teorias da conspiração, o que exigiu esforços adicionais para fornecer informações fiáveis.

b. Participação comunitária

- **Participação comunitária**: As comunidades foram incentivadas a participar nos esforços de prevenção, nomeadamente através de iniciativas de vacinação e de campanhas locais de sensibilização.[76]

5. Lições aprendidas

a. Importância da vigilância

- **Reforço da vigilância das zoonoses**: A pandemia pôs em evidência a necessidade de reforçar a vigilância das doenças zoonóticas e de investir na investigação sobre os vírus de origem animal.

b. Preparação para as crises sanitárias

- **Planos de resposta**: Os países devem desenvolver e testar planos de emergência para fazer face a futuras epidemias, com simulações regulares para avaliar o grau de preparação.

c. Colaboração internacional

- **Trabalhar em conjunto**: A pandemia demonstrou a importância da cooperação internacional na gestão das crises sanitárias e na partilha de informações e recursos.

d. Comunicação efectiva

- **Estratégias de comunicação**: Uma comunicação clara, transparente e baseada em provas é essencial para manter a confiança do público e incentivar o apoio às medidas de saúde pública.

A pandemia de COVID-19 revelou as vulnerabilidades dos sistemas de saúde mundiais face às zoonoses emergentes. As respostas coordenadas, a importância da vigilância, o rápido desenvolvimento de vacinas e a comunicação eficaz são lições fundamentais a retirar. Ao incorporar estas lições nas futuras estratégias de saúde pública, será possível prepararmo-nos melhor para estes desafios sanitários no futuro.

[76] Morens D.M., Folkers G.K. e Fauce A.S. - The challenge of emerging and reemerging infectious diseases (O desafio das doenças infecciosas emergentes e reemergentes). Nature, 2004, **430**(6996), 242-249.

Outros exemplos regionais significativos de zoonoses emergentes

As zoonoses emergentes representam um desafio global para a saúde pública, mas algumas regiões registaram epidemias notáveis que ilustram os riscos associados a estas doenças. Eis alguns exemplos significativos por região.

1. Ásia-Pacífico

a. Vírus Nipah (1998, Malásia)

- **Origem**: O vírus Nipah foi identificado pela primeira vez em suinicultores da Malásia.
- **Transmissão**: O vírus é transmitido principalmente por contacto direto com animais infectados, em especial morcegos e porcos.
- **Impacto**: A epidemia causou centenas de infecções humanas e uma elevada taxa de mortalidade. Deu origem a medidas rigorosas de controlo dos animais e a esforços de sensibilização.

b. H7N9 (2013, China)

- **Origem**: Foi detectada uma estirpe da gripe aviária H7N9 em seres humanos, associada a aves de capoeira infectadas.
- **Transmissão**: A transmissão humana tem sido limitada, mas foram registados casos graves.
- **Impacto**: Foram implementadas campanhas de vacinação das aves de capoeira e restrições aos mercados de aves de capoeira vivas para controlar a propagação.

2. África

a. Ébola (2014-2016, África Ocidental)

- **Origem**: O vírus Ébola foi identificado em morcegos e propagou-se aos seres humanos através do contacto com os fluidos corporais de animais infectados.
- **Transmissão**: A transmissão de pessoa para pessoa tem sido facilitada por práticas culturais como os funerais.
- **Impacto**: Foram registadas mais de 11 000 mortes. A resposta incluiu campanhas de vacinação, rastreio de contactos e esforços de sensibilização.

b. Febre de Lassa (Nigéria)

- **Origem**: A febre de Lassa é causada pelo vírus de Lassa, transmitido por roedores.
- **Transmissão**: A transmissão humana ocorre através do contacto com os excrementos ou a urina de roedores infectados.
- **Impacto**: A febre de Lassa é endémica em certas regiões, dando origem a epidemias sazonais. Estão em curso programas de sensibilização e de vacinação.

3. Américas

a. Vírus Zika (2015-2016, América Latina)

- **Origem**: O vírus Zika, transmitido por mosquitos, causou grandes epidemias, sobretudo no Brasil.
- **Transmissão**: A transmissão ocorre principalmente através da picada de mosquitos Aedes, mas também foi registada transmissão sexual.
- **Impacto**: A epidemia tem sido associada a malformações congénitas, nomeadamente a microcefalia. Exigiu uma resposta rápida da saúde pública, incluindo campanhas de controlo dos vectores.

b. Rage (Estado do Texas, Estados Unidos)

- **Origem**: A raiva é uma zoonose viral transmitida pela saliva de animais infectados.
- **Transmissão**: Os casos de raiva estão frequentemente associados a mordeduras de animais selvagens ou domésticos.
- **Impacto**: Foram envidados esforços para vacinar os animais domésticos e realizadas campanhas de sensibilização para reduzir os casos de raiva humana.

4. Europa

a. Doença de Lyme (Europa)

- **Origem**: Causada pela bactéria Borrelia, a doença de Lyme é transmitida por carraças.
- **Transmissão**: A transmissão ocorre principalmente através da picada de carraças infectadas.

- **Impacto**: Os casos de doença de Lyme aumentaram na Europa, exigindo esforços de sensibilização e programas de gestão da população de carraças.

b. Febre Q (Europa)

- **Origem**: Causada pela bactéria Coxiella burnetii, a febre Q está frequentemente associada a animais de criação, como ovelhas e cabras.
- **Transmissão**: A transmissão ocorre através da inalação de partículas transportadas pelo ar contaminado.
- **Impacto**: Foram registadas epidemias na Europa, que conduziram a um aumento dos casos humanos. Foram implementadas medidas de controlo nas explorações agrícolas e campanhas de vacinação dos animais.

Estes exemplos regionais ilustram a diversidade das zoonoses emergentes e as respostas necessárias para as controlar. A vigilância, a sensibilização, a vacinação e a coordenação internacional são elementos essenciais na prevenção e gestão de epidemias de zoonoses. Cada região deve adaptar as suas estratégias de acordo com os riscos específicos e os contextos locais, a fim de melhorar a saúde pública e proteger as comunidades.

CAPÍTULO 8: OLHAR PARA O FUTURO

8.1. Inovações na investigação sobre zoonoses

A investigação no domínio das zoonoses registou progressos significativos, apoiados por inovações tecnológicas e metodológicas. Estas inovações são essenciais para melhor compreender, prevenir e controlar as doenças de origem animal que afectam a saúde humana. Eis um resumo das principais inovações neste domínio.

1.1 Tecnologia de sequenciação genética

a. Sequenciação de nova geração (NGS)

- **Descrição**: O NGS torna possível sequenciar genomas virais e bacterianos inteiros rapidamente e a baixo custo.
- **Impacto**: Esta tecnologia tem sido crucial na identificação e rastreio de estirpes de agentes patogénicos zoonóticos, como o SARS-CoV-2, em tempo real, facilitando respostas rápidas a epidemias.

b. Análise filogenética

- **Descrição**: As ferramentas filogenéticas são utilizadas para analisar as relações evolutivas entre diferentes estirpes de agentes patogénicos.
- **Impacto**: Ajuda-nos a compreender a transmissão entre animais e humanos, bem como a evolução dos agentes patogénicos.[77]

8.1.2. Modelação epidemiológica

a. Modelos matemáticos

- **Descrição**: Os modelos matemáticos podem ser utilizados para simular a propagação de zoonoses e avaliar o impacto das intervenções.

[77] cf. Espinosa R., N. Gaidet e N. Treich (2020) "O papel do consumo de carne e da agricultura intensiva nestas novas epidemias deve ser tido em consideração". Tribune TSE (Le Monde 20/3/2020) Leroy P., Requillart V. e L.G.Soler (2017), " Entre préservation de l'environnement et santé, une analyse coût-bénéfice des recommandations alimentaires ", INRA, Sciences sociales N°5/2016

- **Impacto**: Estes modelos ajudam a prever surtos e a planear estratégias de controlo eficazes.

b. Grandes volumes de dados e análise de dados

- **Descrição**: A integração de grandes quantidades de dados provenientes de várias fontes (saúde pública, agricultura, ambiente) permite uma análise mais aprofundada das zoonoses.
- **Impacto**: Estas análises melhoram a nossa compreensão dos factores de risco e dos padrões de transmissão.

3. Vacinas e terapias

a. Vacinas contra o ARN mensageiro

- **Descrição**: As vacinas de ARNm, como as desenvolvidas para a COVID-19, representam uma inovação promissora na prevenção de zoonoses.
- **Impacto**: Esta tecnologia permite uma resposta rápida e adaptável a novos agentes patogénicos, com aplicações potenciais para as doenças zoonóticas.

b. Vacinas veterinárias

- **Descrição**: Estão a ser desenvolvidas vacinas para animais de criação e de estimação para prevenir a transmissão de zoonoses, como a raiva e certas estirpes de gripe aviária.
- **Impacto**: A vacinação dos animais ajuda a reduzir o risco de infeção humana.

4. Monitorização e deteção

a. Sistemas de vigilância inteligentes

- **Descrição**: A utilização de sensores, drones e tecnologias da Internet das Coisas (IoT) para monitorizar as populações animais e detetar epidemias emergentes.
- **Impacto**: Estes sistemas permitem a deteção precoce e a resposta rápida a ameaças zoonóticas.

b. Diagnóstico rápido

- **Descrição**: Desenvolvimento de testes de diagnóstico rápidos e sensíveis para a deteção de zoonoses nos animais e no homem.
- **Impacto**: Um diagnóstico mais rápido significa que os surtos de infeção podem ser contidos de forma mais eficaz.

5. Abordagem "Uma só saúde

a. Integração multi-setorial

- **Descrição**: A investigação está a promover uma abordagem "Uma Só Saúde", ligando a saúde humana, animal e ambiental.
- **Impacto**: Este processo permite uma melhor compreensão das interações complexas entre estes domínios e contribui para estratégias de prevenção integradas.

b. Colaboração interdisciplinar

- **Descrição**: Incentivar a colaboração entre investigadores, veterinários, médicos e ecologistas para adotar uma abordagem holística das zoonoses.
- **Impacto**: Esta colaboração aumenta os conhecimentos e melhora as respostas às epidemias.

As inovações na investigação sobre zoonoses oferecem novas perspectivas para a compreensão e o controlo destas doenças. Graças aos avanços tecnológicos em matéria de sequenciação, modelização, vacinação e vigilância, é possível melhorar significativamente a prevenção e a gestão das zoonoses. A integração destas inovações numa abordagem "Uma Só Saúde" é crucial para enfrentar os desafios futuros e proteger a saúde pública mundial.

A importância da One Health

O conceito de Uma Só Saúde baseia-se na ideia de que a saúde humana, animal e ambiental estão interligadas. Esta abordagem integrada é essencial para enfrentar os desafios globais em matéria de saúde, incluindo as zoonoses, as pandemias e os problemas ambientais. Eis as principais razões pelas quais a iniciativa "Uma Só Saúde" é crucial.

1. Prevenção de doenças zoonóticas

a. Monitorização integrada

- **Deteção precoce**: A monitorização combinada das populações humana, animal e ambiental permite a deteção rápida de surtos de doenças zoonóticas.
- **Partilha de dados**: Uma abordagem colaborativa incentiva a partilha de informações entre veterinários, médicos e ecologistas, aumentando a capacidade de resposta às ameaças.

b. Redução dos riscos

- **Controlo dos vectores**: Ao combater os factores ambientais que favorecem a transmissão de doenças, podemos reduzir o risco de epidemias.
- **Vacinação animal**: A vacinação de animais domésticos e de criação ajuda a proteger a saúde humana, reduzindo a transmissão de zoonoses.

2. Resposta à pandemia

a. Abordagem multissectorial

- **Colaboração interdisciplinar**: One Health incentiva a cooperação entre diferentes sectores, como a saúde pública, a agricultura e o ambiente, para uma resposta coordenada às pandemias.
- **Gestão de crises**: Ao integrar conhecimentos e recursos de vários domínios, a resposta a crises sanitárias como a COVID-19 é mais eficaz.

b. Reforço das capacidades

- **Planos de preparação**: One Health permite desenvolver planos de preparação para pandemias que têm em conta as interações complexas entre as diferentes áreas da saúde.

3. Segurança alimentar

a. Produção sustentável

- **Pecuária responsável**: A promoção de práticas agrícolas sustentáveis e de uma pecuária responsável contribui para a segurança alimentar, minimizando os riscos para a saúde.
- **Controlo de doenças**: Uma abordagem integrada ajuda a controlar as doenças animais que podem afetar a cadeia alimentar e a saúde humana.

b. Qualidade dos géneros alimentícios

- **Monitorização da cadeia** alimentar: o One Health permite monitorizar a cadeia alimentar para detetar contaminantes e agentes patogénicos, garantindo a segurança dos alimentos.

4. Proteção do ambiente

a. Conservação dos ecossistemas

- **Biodiversidade**: A preservação da biodiversidade é essencial para manter os ecossistemas saudáveis, que contribuem para a saúde humana e animal.
- **Equilíbrio ecológico**: uma abordagem "Uma Só Saúde" ajuda a compreender de que forma as perturbações ambientais podem favorecer o aparecimento de doenças.

b. Alterações climáticas

- **Adaptação e resiliência**: Ao integrar os impactos das alterações climáticas na saúde, o One Health está a ajudar a desenvolver estratégias de adaptação para reduzir os riscos futuros para a saúde.

5. Educação e sensibilização

a. Formação profissional

- **Educação interdisciplinar**: A formação de profissionais de saúde, veterinários e ecologistas sobre as interconexões entre os seus domínios é essencial para uma resposta eficaz.
- **Sensibilização do público**: Informar o público em geral sobre as ligações entre a saúde humana, animal e ambiental incentiva um comportamento preventivo.

b. Participação comunitária

- **Participação dos cidadãos**: Incentivar as comunidades a envolverem-se em iniciativas de saúde pública reforça a resiliência face às ameaças para a saúde.

A abordagem "Uma Só Saúde" é essencial para enfrentar os desafios complexos da saúde mundial. Ao reconhecer a interligação entre a saúde humana, animal e ambiental, esta abordagem promove uma resposta integrada e eficaz às zoonoses, às pandemias e aos problemas ambientais. Ao investir numa estratégia "Uma Só Saúde", os países podem melhorar a saúde pública, reforçar a segurança alimentar e proteger os ecossistemas, contribuindo assim para um futuro mais saudável e sustentável para todos.

Recomendações para uma melhor política de saúde pública

O desenvolvimento de políticas de saúde pública eficazes é essencial para melhorar a saúde das populações e responder aos desafios de saúde emergentes. Seguem-se algumas recomendações fundamentais para reforçar as políticas de saúde pública.

1. Reforço da vigilância e da deteção

- **Sistemas de vigilância integrados**: Estabelecer sistemas de vigilância que integrem a saúde humana, animal e ambiental para detetar rapidamente epidemias e zoonoses.
- **Tecnologias de deteção**: Investir em tecnologias avançadas, como a sequenciação genética e a análise de dados, para melhorar a rapidez e a precisão do diagnóstico.

2. Promover a abordagem "Uma Só Saúde

- **Colaboração intersectorial**: Promover a cooperação entre os sectores da saúde pública, da agricultura, do ambiente e da investigação para garantir uma resposta coordenada às ameaças para a saúde.
- **Formação interdisciplinar**: Integrar a educação para a saúde nos programas de formação de profissionais de saúde, veterinários e cientistas.

3. Reforço das capacidades de resposta

- **Planos de emergência**: Desenvolver e testar planos de emergência sólidos para lidar com epidemias, com protocolos claros de deteção, resposta e comunicação.
- **Exercícios de simulação**: Organizar regularmente simulações e exercícios para avaliar o grau de preparação dos sistemas de saúde pública.

4. Melhorar o acesso aos cuidados de saúde

- **Sistemas de saúde resilientes**: Investir em infra-estruturas de cuidados de saúde sustentáveis e acessíveis, em especial nas zonas rurais e desfavorecidas.
- **Alargar a cobertura dos cuidados de saúde**: promover o acesso universal aos cuidados de saúde para todos, reduzindo as barreiras financeiras e geográficas.

5. Educação e sensibilização

- **Campanhas de educação**: Realizar campanhas de sensibilização para informar o público sobre os riscos para a saúde, a prevenção de doenças e a importância da vacinação.
- **Participação da comunidade**: Incentivar a participação da comunidade na conceção e execução de programas de saúde pública.[78]

6. Investir na investigação e na inovação

- **Financiamento da investigação**: Aumentar o financiamento da investigação sobre zoonoses, doenças emergentes e soluções inovadoras para a saúde pública.
- **Parcerias Público-Privadas**: Incentivar a colaboração entre o sector público, as empresas privadas e as instituições académicas para desenvolver novas tecnologias e abordagens.

7. Avaliação e acompanhamento das políticas

- **Mecanismos de avaliação**: Criar sistemas de avaliação para medir a eficácia das políticas de saúde pública e ajustar as estratégias em conformidade.

---

[78] De acordo com S.Morand. Respostas ao "Libération" (26/3/2020)

- **Transparência e responsabilização**: Promover a transparência na comunicação dos resultados e das decisões, reforçando assim a confiança do público nas instituições de saúde.

8. Coordenação internacional

- **Colaboração global**: Trabalhar com organizações internacionais, como a OMS e a OIE, para partilhar informações, recursos e melhores práticas.
- **Resposta às crises sanitárias**: estabelecer mecanismos de resposta rápida às crises sanitárias à escala mundial, integrando os ensinamentos retirados da experiência passada.

Ao implementar estas recomendações, os governos e as instituições de saúde pública podem criar políticas mais eficazes e resilientes, capazes de responder aos desafios actuais e futuros em matéria de saúde. Uma abordagem integrada e colaborativa é essencial para proteger a saúde das populações e melhorar o bem-estar coletivo.

Apelo à ação para decisores e profissionais de saúde

Perante os crescentes desafios de saúde pública, incluindo as zoonoses emergentes, as pandemias e os problemas ambientais, é crucial que os decisores e os profissionais de saúde tomem medidas imediatas e coordenadas. Eis um apelo à ação estruturado em vários pontos-chave.

1. Reforçar os sistemas de saúde

- **Investir em infra-estruturas**: afetar recursos suficientes para modernizar e reforçar as infra-estruturas de cuidados de saúde, garantindo o seu acesso a todas as populações, em especial nas zonas rurais e desfavorecidas.
- **Formação do pessoal de saúde**: Implementar programas de formação contínua para os profissionais de saúde, a fim de os preparar para gerir epidemias e adotar uma abordagem "Uma Só Saúde".

2. Promover a abordagem "Uma Só Saúde

- **Incentivar a colaboração intersectorial**: Criar plataformas de colaboração entre os sectores da saúde humana, animal e ambiental para partilhar dados e coordenar as respostas às ameaças para a saúde.

- **Sensibilização para a Saúde Global**: Integrar o conceito de Uma Só Saúde nos programas educativos para profissionais de saúde, salientando a interligação entre diferentes disciplinas.

3. Melhorar a vigilância e a deteção

- **Estabelecer sistemas de vigilância eficazes**: Criar sistemas de vigilância sólidos para detetar rapidamente epidemias e zoonoses, utilizando tecnologias de ponta como a sequenciação genética.
- **Promover a investigação no domínio da saúde pública**: investir na investigação para desenvolver instrumentos de diagnóstico rápidos e precisos, bem como tratamentos e vacinas inovadores.

4. Reforço da comunicação e da educação

- **Lançar campanhas de sensibilização**: Organizar campanhas de educação sobre a importância da prevenção das doenças, da vacinação e dos comportamentos em matéria de saúde pública.
- **Envolvimento das comunidades**: Incentivar a participação das comunidades na conceção e execução dos programas de saúde, ouvindo as suas necessidades e preocupações.

5. Promoção de políticas de saúde inclusivas

- **Garantir a equidade na saúde**: Desenvolver políticas que garantam um acesso equitativo aos cuidados de saúde, tendo em conta as populações vulneráveis e marginalizadas.
- **Avaliar e ajustar as políticas**: Criar mecanismos de avaliação para medir o impacto das políticas de saúde pública e ajustar as estratégias de acordo com os resultados obtidos.

6. Reforço da coordenação internacional

- **Trabalhar com organizações mundiais**: Trabalhar em estreita colaboração com organizações internacionais como a OMS e a OIE para partilhar informações e coordenar esforços para responder a crises sanitárias.

- **Participar em iniciativas globais**: Envolver-se em iniciativas internacionais destinadas a prevenir o aparecimento de zoonoses e a reforçar a resiliência dos sistemas de saúde.

Enquanto decisores e profissionais de saúde, têm um papel crucial a desempenhar na proteção da saúde pública e na prevenção de crises sanitárias. Ao tomar medidas imediatas e coordenadas, pode ajudar a construir sistemas de saúde mais resilientes e equitativos, capazes de enfrentar os desafios de amanhã. Um compromisso coletivo com a abordagem "Uma Só Saúde" e a colaboração intersectorial são essenciais para garantir um futuro saudável e sustentável para todas as comunidades. Juntos, vamos agir agora para um mundo mais saudável!

Apêndice

Glossário de termos técnicos

Apresenta-se aqui um glossário de termos técnicos habitualmente utilizados no domínio da saúde pública, das zoonoses e da abordagem "Uma Só Saúde".

1. Zoonose

Doença ou infeção que se propaga dos animais para os seres humanos. Os exemplos incluem a raiva, a gripe aviária e o vírus Ébola.

2. Uma saúde

Uma abordagem integrada que reconhece a interligação entre a saúde humana, animal e ambiental, com o objetivo de melhorar a saúde em geral.

3. Vigilância epidemiológica

O processo de recolha, análise e interpretação de dados de saúde para detetar e responder a epidemias e doenças.

4. Sequenciação genética

Uma técnica para determinar a ordem das bases no ADN ou ARN, utilizada para identificar agentes patogénicos e monitorizar o seu desenvolvimento.

5. Vacina

Preparação biológica administrada para induzir uma resposta imunitária e proteger contra uma doença infecciosa.

6. Diagnóstico

O processo de determinar a natureza de uma doença ou estado de saúde através da análise dos sintomas e dos exames médicos.

7. Epidemia

Aumento rápido do número de casos de uma doença numa determinada população ou região durante um período específico.

8. Pandemia

Epidemia que se espalha por vários países ou continentes, afectando um grande número de pessoas. A COVID-19 é um exemplo recente.

9. Vetorial

Um organismo vivo que transmite um agente patogénico de um hospedeiro para outro, como os mosquitos para o vírus Zika ou a malária.

10. Risco para a saúde

Probabilidade de um acontecimento ou exposição conduzir a efeitos adversos na saúde humana.

11. Sistema de saúde

Um grupo de organizações, instituições e recursos que prestam serviços de saúde a uma população.

12. Equidade na saúde

O princípio de que todos os indivíduos devem ter igual acesso aos cuidados de saúde, independentemente da sua situação socioeconómica.

13. Antigénio

Substância que provoca uma resposta imunitária, frequentemente utilizada no desenvolvimento de vacinas.

14. Imunidade colectiva

Proteção indireta de uma população contra uma doença quando um número suficiente de indivíduos está imune, reduzindo assim a transmissão.

15. Infeção

Invasão e multiplicação de microrganismos patogénicos no organismo, que podem causar doenças.

16. Agentes patogénicos

Microrganismo (vírus, bactéria, fungo ou parasita) capaz de provocar uma doença.

17. Avaliação dos riscos

O processo de identificação e análise de potenciais perigos para a saúde, a fim de tomar decisões informadas sobre a gestão dos riscos.

18. Ecossistema

Sistema formado pela interação dos organismos vivos e do seu ambiente, que influencia a saúde geral.

19. Medicina preventiva

Uma abordagem que visa prevenir a doença em vez de a tratar, através da vacinação, do rastreio e da promoção da saúde.

20. Sistema de saúde resiliente

Um sistema capaz de se adaptar e de responder eficazmente às crises sanitárias, mantendo simultaneamente os serviços de saúde essenciais.

Este glossário fornece uma base para a compreensão dos termos técnicos associados à saúde pública e às zoonoses. Uma compreensão clara destes termos é essencial para que os decisores, os profissionais de saúde e o público em geral compreendam melhor as questões de saúde globais.

Como prevenir as zoonoses

Para prevenir as zoonoses, é essencial adotar uma abordagem multifacetada que envolva medidas de prevenção, educação e sensibilização. Eis algumas recomendações fundamentais:

1. Práticas de higiene e saúde

- **Lavagem das mãos**: Lave as mãos regularmente, especialmente depois de manusear animais ou de entrar em contacto com superfícies potencialmente contaminadas.
- **Evitar o contacto com animais doentes**: Limitar a interação com animais que apresentem sinais de doença.[79]

2. Segurança alimentar

- **Cozinhar corretamente**: Cozinhar carne, peixe e ovos a temperaturas seguras para matar os agentes patogénicos.
- **Evitar alimentos crus**: Limitar o consumo de carne crua ou não pasteurizada, marisco e produtos lácteos.

3. Controlo do vetor

- **Controlo de insectos**: Utilizar insecticidas e repelentes para controlar as populações de mosquitos e carraças.
- **Eliminação de resíduos**: Eliminar os resíduos e as fontes de água estagnada para reduzir os habitats dos vectores.

4. Educação e sensibilização

- **Programas de sensibilização**: Promover campanhas educativas sobre as zoonoses e o modo como são transmitidas.
- **Sensibilização dos agricultores**: formar os agricultores nas melhores práticas de gestão animal para prevenir infecções.

5. Vigilância e deteção precoce

- **Vigilância das doenças**: criação de sistemas de vigilância para detetar rapidamente epidemias nos animais e nos seres humanos.
- **Notificação de casos suspeitos**: Incentivar a notificação de doenças animais e humanas.

6. Vacinação

- **Vacinação animal**: Vacinação de animais de companhia e de criação contra doenças zoonóticas.

---

[79] Zucca, P. 2020. O zoonoseceno: a nova época geológica da criação intensiva, do comércio de animais selvagens, da resistência aos antibióticos e das doenças pandémicas, após o antropoceno. *Platinum.* 11:114. doi: 10.13140/RG.2.2.16949.50408/1 3. Friend, M. 2006. *Disease Emergence and*

- **Vacinação humana**: Seguir as recomendações de vacinação para as pessoas em risco.[80]

7. Boas práticas ambientais

- **Gestão sustentável dos ecossistemas**: proteção dos habitats naturais e promoção da biodiversidade para reduzir o risco de aparecimento de novas zoonoses.
- **Evitar a caça furtiva**: Proteger a vida selvagem para evitar a transmissão de doenças aos seres humanos.[81]

Conclusão geral sobre as zoonoses

As zoonoses representam um importante problema de saúde pública, ligando a saúde humana, animal e ambiental num quadro complexo e dinâmico. O aumento da população mundial, a urbanização e as alterações ambientais estão a exacerbar os riscos associados a estas infecções transmissíveis.

1. A importância da vigilância e da prevenção

A prevenção das zoonoses exige um controlo rigoroso das epidemias, bem como uma colaboração interdisciplinar entre profissionais de saúde, veterinários e ecologistas. Sistemas de vigilância eficazes permitem que as doenças emergentes sejam detectadas rapidamente e que sejam tomadas medidas antes de se tornarem crises de saúde pública.

2. Sensibilização e educação

A sensibilização da comunidade e a educação sobre os modos de transmissão, os sintomas e as medidas de prevenção são essenciais. Ao informar o público sobre as zoonoses, podemos reduzir os comportamentos de risco e promover práticas preventivas.

3. Práticas sustentáveis

---

[80] Friend, M. 2006. *Disease Emergence and Resurgence: The Wildlife-Human Ligação.* Vol. 1285. Reston, VA: Departamento do Interior dos EUA, Serviço Geológico dos EUA. doi: 10.3133/cir1285

[81] De Kruif, P. 1926. *Microbe Hunter.* Nova Iorque, NY: Harcourt Brace

A adoção de práticas agrícolas sustentáveis e a gestão responsável dos recursos naturais são cruciais para minimizar o risco de aparecimento de novas zoonoses. A proteção da biodiversidade e dos ecossistemas também ajuda a reduzir o contacto entre os seres humanos e os agentes patogénicos.

4. Abordagem "Uma só saúde

A abordagem "Uma Só Saúde" sublinha a interligação entre a saúde humana, animal e ambiental. Ao integrar esta perspetiva, podemos antecipar e responder melhor aos desafios colocados pelas zoonoses, promovendo soluções globais e sustentáveis.

Conclusão final

Em última análise, a luta contra as zoonoses exige um compromisso coletivo a todos os níveis da sociedade. Ao trabalharmos em conjunto para melhorar a vigilância, reforçar a educação, adotar práticas sustentáveis e promover uma abordagem integrada da saúde, podemos proteger melhor os indivíduos, as comunidades e o nosso planeta das ameaças colocadas pelas zoonoses. A saúde de todos depende da nossa capacidade de compreender e gerir estas doenças de forma proactiva.

A prevenção das zoonoses exige a cooperação entre os profissionais de saúde humana, animal e ambiental. Ao adotar estas medidas, podemos reduzir o risco de infeção e proteger a saúde pública a longo prazo.

BIBLIOGRAFIA

Acha P.N., Szyfres B., 2005. *Zoonoses e doenças transmissíveis comuns ao homem e aos animais*, OIE.

Artaud H. *et al.*, 2019. *Manifesto do Museu. Humanos e outros animais.* Relevos/MNHN, https://www.mnhn.fr/fr/explorez/actualites/ manifesto-museu-humanos-outros-animais.

Barnouin J., Sache Y., 2010. *Doenças emergentes. Epidemiologia das plantas, dos animais e do homem.* Edições Qu..

Blanc S., Boetsch G., Hossaert-McKey M., Renaud F., 2017. *Ecologia da Saúde*, https://www.cnrs.fr/fr/ecologie-de-la-sante-pour-unenouvelle- read-my-health.

Duvallet G., Fontenille D., Robert V., 2017. *Entomologia médica e veterinária*. Edições IRD, Edições Qu..

Guegan J.-F., Choisy M., 2008. *Introdução à epidemiologia integrativa das doenças infecciosas e parasitárias.* De Boeck Superieur.

Leport C., Guegan J.-F., 2011. *Doenças infecciosas emergentes: ponto da situação e perspectivas.* La Documentation française, https://www. Vie publique.fr/rapport/31962-les-maladies-infectieuses-emergentesetat- de-la-situation et-perspecti.

Relatório da Fundação para a Investigação sobre a Biodiversidade (FRB), 2020. *Mobilização da FRB pelos poderes públicos franceses sobre as ligações entre Covid-19 e biodiversidade*, https://www.fondationbiodiversite.fr/wp-content/uploads/2020/05/Mobilisation-FRBCovid- 19-15-05-2020-1.pdf.

Relatório do seminário da Plataforma Intergovernamental Científica e Política sobre Biodiversidade e Serviços Ecossistémicos (IPBES) sobre "Escaping the Era of Pandemics", 2020, https://ipbes.net/pandemics. Vittecoq M., Roche B., Prugnolle F., Renaud F., Thomas F., 2015. *Les maladies infectieuses.* De Boeck-Solal.

Morand S., 2016. *A próxima praga. Uma história global das sociedades e das suas epidemias.* Edições Fayard.
[1] Morand S., 2020. *O homem, a vida selvagem e a peste.* Edições Fayard.
Morand S., Figuie M., 2016. *Emergência de doenças infecciosas. Risques et enjeux de société.* Editions Qu..

Morand S., Lajaunie C., 2018. *Biodiversidade e saúde. As ligações entre os organismos vivos, os ecossistemas e as sociedades.* ISTE/Elsevier.

Morand S., Moutou F., Richomme C., 2014. *Faune sauvage, biodiversité et santé, quels défis?* Editions Qu..

Moutou F., 2020. *Epidemias, animais e pessoas.* Edições Le Pommier.

Organização Mundial da Saúde (OMS). OMS | Zoonoses e o ambiente [Internet]. OMS. Organização Mundial de Saúde; 2020 [cited26 Apr2020]. Disponível em: https://www.who.int/foodsafety/areas_work/zoonose/fr/

HubálekZ. Doenças Infecciosas Humanas Emergentes: Anthroponoses, Zoonoses, and Sapronoses-Volume 9, Number 3-March 2003 -Emerging Infectious Diseases journal CDC. 2003 [cited26 Apr2020];9(3). Disponível em: https://wwwnc.cdc.gov/eid/article/9/3/02-0208_article

Lowe A-M. Boletim do Observatório Multipartido Québécois sobre as zoonoses e a adaptação às alterações climáticas, Volume 1

[Internet]. INSPQ. [citado 26 abr2020]. Disponível em: https://www.inspq.qc.ca/bulletin-de-l-observatoire-multipartite-quebecois-sur-les-zoonoses-et-l-adaptation-aux-changements-climatiques/janvier-2016

Larousse É. Definições: prion -Dictionnaire de français Larousse [Internet]. [citado 26 abr2020]. Disponível em: https://www.larousse.fr/dictionnaires/francais/prion/63977

PrusinerSB. Novelproteinaceousinfectiousparticlescause scrapie. Science. 9 Abr1982;216(4542):136-44.

Larousse É. Definições: parasita -Dictionnaire de français Larousse [Internet]. [citado 26 abr2020]. Disponível em: https://www.larousse.fr/dictionnaires/francais/parasite/58023

BourgeadeA, DavoustB, GallaisH. DAS DOENÇAS ANIMAIS ÀS INFECÇÕES HUMANAS. Médecine d'Afrique Noire. 1992;39(3):6.

Larousse É. Definições : parasita -Dictionnaire de français Larousse [Internet]. [citado 26 abr2020]. Disponível em: https://www.larousse.fr/dictionnaires/francais/parasite/58023

Doenças Zoonóticas | One Health | CDC [Internet]. 2020 [citado 26 abr2020]. Disponível em: https://www.cdc.gov/onehealth/basics/zoonotic-diseases.html

Organização Mundial da Saúde Animal (OIE). Uma só saúde: OIE - Organização Mundial da Saúde Animal [Internet]. 2020 [citado 26 abr2020]. Disponível em: https://www.oie.int/fr/pour-les-medias/une-seule-sante/

[1] Iniciativa "Uma Saúde". Iniciativa Uma Saúde - Um Mundo, Uma Medicina, Uma Saúde [Internet]. Declaração de missão. [citado 26 abr2020]. Disponível em: http://www.onehealthinitiative.com/mission.php
[1] Han BA, Kramer AM, Drake JM. Global Patterns of Zoonotic Disease in Mammals (Padrões Globais de Doenças Zoonóticas em Mamíferos). Tendências em Parasitologia. 1 Jul2016;32(7):565-77.

Van den Berg T. Um paradigma de saúde para promover a saúde da população [Internet]. BiomedCentral. 2020 [citado 26 Abr2020]. Disponível em: https://www.biomedcentral.com/collections/OneHealth

KeesingF, Belden LK, DaszakP, Dobson A, Harvell CD, Holt RD, et al. Impacts of biodiversity on the emergence and transmission of infectious diseases. Nature. déc2010;468(7324):647-52.

WoldehannaS, ZimickiS. An expanded One Health model: Integrating social science and One Health to inform study of the human-animal interface. Social Science & Medicine. 1 de março de 2015;129:87-95.

KeesingF, Belden LK, DaszakP, Dobson A, Harvell CD, Holt RD, et al. Impacts of biodiversity on the emergence and transmission of infectious diseases. Nature. déc2010;468(7324):647-52.

Barbosa Costa G, Gilbert A, Monroe B, Blanton J, NgamNgamS, RecuencoS, et al. The influence of poverty and rabies knowledge on healthcare seeking behaviors and dog ownership, Cameroon. PLoSOne [Internet]. 21 de junho de 2018 [citado 29 Abr2020];13(6). Disponível em: https://www.ncbi.nlm.nih.gov/pmc/articles/PMC6013156/
CleavelandS, Sharp J, Abela-Ridder B, Allan KJ, BuzaJ, Crump JA, et al. One Health contributions towards more effective and equitable approaches to health in low-and middle-income countries. Philos Trans R Soc LondB BiolSci [Internet]. 19Jul2017 [citado 27 Abr2020];372(1725). Disponível em: https://www.ncbi.nlm.nih.gov/pmc/articles/PMC5468693/

Rahman MHAA, HaironSM, HamatRA, JamaluddinTZMT, ShafeiMN, Idris N, et al. LeptospirosisHealthIntervention Module Effecton Knowledge, Attitude, Belief, and Practice amongWetMarketWorkersin NortheasternMalaysia: An Intervention Study. Int J Environ ResPublic Health[Internet]. Jul2018 [citado 24 Jun 2020];15(7). Disponível em: https://www.ncbi.nlm.nih.gov/pmc/articles/PMC6069487/

[1] [1] (M.) SAVEY, Commentaire de l'Agence française de sécurité sanitaire des aliments (AFSSA) In La maîtrise des maladies infectieuses, RST n° 24, Académie des sciences, 385- 387, EDP Sciences, 2006.

[2] (V.) DEUBEL, emerging viruses, in La maîtrise des maladies infectieuses, RST n° 24, Académie des sciences, 69-87, EDP Sciences, 2006.

[4] (I.T.) EVANS, (E.G.) SMITH, (A.) BANERJEE & coll, Cluster of human tuberculosis caused by Mycobacterium bovis: Evidence for person to person transmission in the UK, Lancet, 2007, 369, 1270-1276.

[3] AFSSA, relatório sobre a avaliação do risco de aparecimento e desenvolvimento de doenças animais à luz do possível aquecimento global, 78 p., 2005.

[5] (J.) COLLINGE & (A.R.) CLARKE, A general model of prion strains and their pathogenecity, Science, 2007, 318, 930-936.

(N.D.) WOLFE, (C.P.) DUNAVAN & (J.) DIAMOND, origins of major human infectious diseases, Nature, 447, 279-283, 2007.

[6] AFSSA - Report on H5N1 highly pathogenic avian influenza of Asian origin (Relatório sobre a gripe aviária de alta patogenicidade H5N1 de origem asiática), 212 p., 2008 (a publicar).

(N.D.) WOLFE, (C.P.) DUNAVAN & (J.) DIAMOND, origins of major human infectious diseases, Nature, 447, 279-283, 2007.

(N.D.) WOLFE, (C.P.) DUNAVAN & (J.) DIAMOND, origins of major human infectious diseases, Nature, 447, 279-283, 2007.
Agência Canadiana de Inspeção Alimentar. (2003b). Relatório anual, Questionário FAO/OIE/OMS - 2003, Canadá, Relatório apresentado ao Gabinete Internacional das Epizootias. Acessível em 22 de fevereiro de 2006 em www.inspection.gc.ca/francais/anima/surv/ 2003oief. shtml

Agência Canadiana de Inspeção Alimentar. (2005). Hantavirus pulmonary syndrome. Acedido em 18 de outubro de 2005 em www.inspection.gc.ca/francais/anima/heasan/disemala/ hanta/hantafsf.shtml

Agência Canadiana de Inspeção Alimentar. (2003a). Rabies. Acedido a 2 de novembro de 2005 em www.inspection.gc.ca/ english/anima/heasan/disemala/rabrag/rabragfsf.shtml

Agência de Saúde Pública do Canadá (2006). Notifiable Diseases Online - Rabies (Doenças de notificação obrigatória on-line - Raiva). Acedido a 22 de fevereiro de 2006 em http://dsol-smed.phac aspc.gc.ca/dsol-smed/ ndis/disease2/ rabi_e.html

Agência de Saúde Pública do Canadá (2005a). Informação sobre doenças - Malária. Acedido em 20 de outubro de 2005 em www. phac-aspc.gc.ca/tmp-pmv/info/pal_mal_e.html

Agência de Saúde Pública do Canadá (2005b). News briefs for infectious diseases. Acessível em 11 de novembro de 2005 em www.phac-aspc.gc.ca/bid bmi/dsddsm/ nb-ab/index_e. html

Agência de Saúde Pública do Canadá (2005d). Notifiable diseases online. Acedido a 3 de novembro de 2005 em http://dsol-smed.phac-aspc.gc.ca/dsol smed/ndis/ list_e. html#tab2<

Bouden M., Moulin, B., Gosselin, P., Back, C., Doyon, B., Gingras, D. & Lebel, G. (2005). Geo-simulação da infeção pelo vírus do Nilo Ocidental em função do clima: uma ferramenta de gestão dos riscos para a saúde pública. Conferência C-CIARN 2005. Adaptação às alterações climáticas no Canadá 2005: Compreensão dos riscos e reforço das capacidades. Montreal. 4-7 de maio de 2005.

Binder S., A M Levitt, e J M Hughes (1999). Preventing emerging infectious diseases as we enter the 21st century: CDC's strategy (Prevenção de doenças infecciosas emergentes à medida que entramos no século XXI: a estratégia do CDC). Public Health Rep. Mar-Abr; 114(2): 130- 134.

Centro de Controlo e Prevenção de Doenças. (2004). The Impact of Malaria, a Leading Cause of Death Worldwide [O impacto da malária, uma das principais causas de morte a nível mundial]. Acedido em 27 de fevereiro de 2006 em www.cdc.gov/malaria/ impact/index.htm

Governo do Quebeque (2005a). Lei relativa aos laboratórios médicos, à preservação de órgãos, tecidos, gâmetas e embriões e à eliminação de cadáveres. Acessível em 12 de novembro de 2005 em www2.publicationsduquebec.gouv.qc.ca/ dynamicSearch/telecharge. php?type=2&file=/ L_0_2/L0_2.html

Giguère, M. (2005). The Health Impacts of Heat Waves and the Urban Heat Island Effect: A Review of Current Adaptation Initiatives in Quebec (Os Impactos na Saúde das Ondas de Calor e o Efeito Ilha de Calor Urbana: Uma Análise das Actuais Iniciativas de Adaptação no Quebeque). Ensaio apresentado para obtenção do grau de Mestre em Ambiente, Universidade de Sherbrooke, 57 páginas e anexos.

Héma-Québec (2005b). Info, Newsletter para voluntários, dadores de sangue e parceiros. Disponível em 28 de fevereiro de 2006 em www.hema-quebec.qc.ca/media/ english/publications/ infohq_aut05eng.pdf

Haines A., McMichael, A.J. & Epstein, P.R. (2000). Ambiente e saúde: 2. alterações climáticas globais e saúde. JAMC;163(6):729-34.

MacLean, J.D., Demers, A.-M., Ndao, M., Kokoskin, E., Ward, B.J. & Gyorkos, T.W. (2004). Epidemias de paludismo e sistemas de vigilância no Canadá. Emerg Infect Dis;10 (7): 1195- 1201.

Ministère de l'Agriculture, des Pêcheries et de l'Alimentation du Québec (2006a). Surveillance de la santé animale. Disponível em linha em 28 de junho de 2006 em www.mapaq.gouv.qc.ca/ En/Productions/ santeanimale/surveillance/

Ministère de l'Agriculture, des Pêcheries et de l'Alimentation du Québec (2006b). Avian influenza. Disponível em linha em 28 de junho de 2006 em www.mapaq.gouv.qc.ca/Fr/Productions/ santeanimale/surveillance/maladies animales/grippeaviaire

Ogden, N.H., Maarouf, A., Barker, I.K., Bigras-Poulin, M., Lindsay, L.R., Morshed, M.G.,
O'Callaghan, C.J., Ramay, F., Waltner-Toews, D., Charron, D.F. Climate change and the potential for range expansion of the Lyme disease vetor Ixodes scapularis in Canada.
Int J Parasitol. 2006 Jan;36(1):63-70.
Health Canada (2005). A sua saúde e um clima em mudança: Boletim informativo.
Acessível em 25 de agosto de 2005 em www.c-ciarn.ca/health/app/filerepository/ 348DC2838BCB 498DB86828FA12122713.pdf

Pollution probe (2004). Cartilha sobre alterações climáticas e saúde humana. Acessível em 25 de agosto de 2005 em www.pollution probe.org/Reports/climatechange primer(en).pdf

Badin de Montjoye Th., Thorel M.F. e Garin-Bastuji B. - Tendências da tuberculose bovina em França: balanço e perspectivas para 2002. *Bull. GTV*, 2004, **23**, 311- 314.

Acha P.N. e Szyfres B. - Zoonoses e doenças transmissíveis comuns ao homem e aos animais (Segunda edição). Gabinete Internacional das Epizootias, 1989, 1063p.

Chomel B. - Zoonoses bacterianas emergentes. *Point Vét*, 2000, **31**, 195- 202.

Bénet J.J. e Haddad N. - Perigos, riscos e prevenção de zoonoses transmitidas ao homem por mordeduras de cães e gatos. *Le Nouveau Praticien Vétérinaire*, 2004, **18**, 21-25.

Hantz S. et Darde M.L. - Como prevenir o risco de zoonose em pacientes imunocomprometidos. *Le nouveau praticien vétérinaire*, 2004, **18**, 41-43.

Hahn B.H., Shaw G.M., De Cock K.M. e Sharp P.M. - AIDS as a zoonosis: scientific and public health implications. *Science*, 2000, **287**(5453), 607-614.

Hubalek Z. - Doenças infecciosas humanas emergentes: antroponoses, zoonoses e sapronoses. *Emerg. Infect. Dis*, 2003, **9**(3), 403-404.

Haydon D.T., Cleaveland S., Taylor L.H. e Laurenson - Identificar reservatórios de infeção: um desafio concetual e prático. *Emerg. Infect. Dis*. 2002, **8**(12),
1468-1473.

Toma B. - A evolução das zoonoses. *Rev. sci. tech. Off. Int. Epiz*. 2000, **19**, 302-309.
Meslin F.X. - Aspectos globais das zoonoses emergentes e potenciais: uma perspetiva da OMS. *Emerg. Infect. Dis.* 1997, **3**(2), 223-228.

Warrell M.J. and Warrell D.A. - Rabies and other lyssavirus diseases". Lancet, 2004, **363**(9413), 959-969.

Morens D.M., Folkers G.K. e Fauce A.S. - The challenge of emerging and reemerging infectious diseases (O desafio das doenças infecciosas emergentes e reemergentes). Nature, 2004, **430**(6996), 242-249.

Ver Espinosa R., N. Gaidet e N. Treich (2020), "The role of meat consumption and intensive livestock farming in these new epidemics must be taken into consideration". Tribune TSE (Le Monde 20/3/2020) Leroy P., Requillart V. e L.G.Soler (2017), " Entre préservation de l'environnement et santé, une analyse coût-bénéfice des recommandations alimentaires ", INRA, Sciences sociales N°5/2016

De acordo com S.Morand. Respostas ao "Libération" (26/3/2020)

Zucca, P. 2020. O zoonoseceno: a nova época geológica da criação intensiva, do comércio de animais selvagens, da resistência aos antibióticos e das doenças pandémicas, após o antropoceno. *Platinum.* 11:114. doi: 10.13140/RG.2.2.16949.50408/1 3. Friend, M. 2006. *Disease Emergence and*

Friend, M. 2006. *Disease Emergence and Resurgence: The Wildlife-Human*
Ligação. Vol. 1285. Reston, VA: Departamento do Interior dos EUA, Serviço Geológico dos EUA. doi: 10.3133/cir1285

De Kruif, P. 1926. *Microbe Hunter.* Nova Iorque, NY: Harcourt Brace

ÍNDICE DE CONTEÚDOS

CAPÍTULO 1: COMPREENDER AS ZOONOSES 23

CAPÍTULO 2: PRINCIPAIS ZOONOSES E SEU IMPACTO 98

CAPÍTULO 3: FACTORES DE RISCO E VULNERABILIDADE 106

CAPÍTULO 4: VIGILÂNCIA E DETECÇÃO DE ZOONOSES 113

CAPÍTULO 5: ABORDAGEM DE PREVENÇÃO 122

CAPÍTULO 6: ESTRATÉGIAS DE CONTROLO 130

CAPÍTULO 7: ESTUDOS DE CASOS 140

CAPÍTULO 8: PERSPECTIVAS PARA O FUTURO 149

Apêndice 159

BIBLIOGRAFIA 165

ÍNDICE DE CONTEÚDOS 174

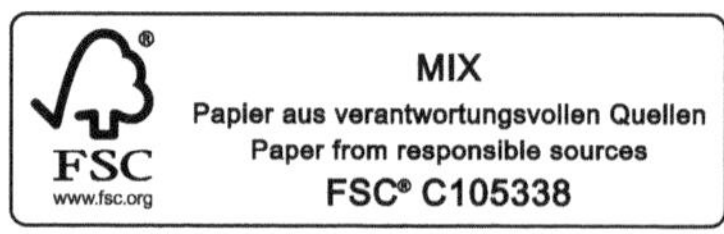

Printed by Books on Demand GmbH, Norderstedt / Germany